子どものこころを助けるための「鍵」

誰かのこころを助けようとして、考え、迷い、悩んでいる、すべての人へ

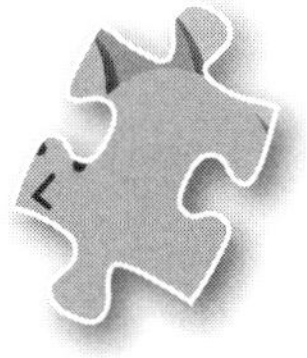

精神科医
松本 喜代隆 著

ぶどう社

はじめに

どの人にも、いつか、誰かの「こころを助ける日」がやってきます。たとえば友だちの、仲間の、自分の生徒の、自分の子どもの、自分の親の、「こころを助ける日」です。

そして、ある時は自分自身の「こころを助ける日」が来るかもしれません。赤ちゃんの自分、幼稚園生の自分、小学生、中学生、高校生の自分、結婚する自分、結婚しない自分、親になる自分、老いていく自分……その時々でいろいろな自分がいます。

さて、その日が来たとして、こころって、どうすれば助けられるのでしょう。どうすることが助けなのでしょう。どうしても助けたいからこそ、助け方に悩んでしまいそうです。

助け方は、助ける人の考えに左右されます。こうすることが助けだ！と狭く思い込んでいると、助けられる側の思いからずいぶん離れて、逆にさらなるつらさが加わることさえあるかもしれません。

私たちは、「いつか助ける」その日のために、「こころの助け方のイメージ」を広げておく必要があります。こころは、いわゆるハウツー的な助け方では、おさまりきれないことが多いので、ハウツーを求めるよりも、助け方のイメージを広げておくことが大切です。

赤ちゃんや子どものこころを助けることは、大人のこころを助けることにつながっていますし、大人のこころを助けることは、子どものこころを助けることでもあります。

助けることと、助けられることとは、役割が別々のように見えて、思ったより近くでシンクロしています。「人が人を助ける」「こころを助ける」という思いや行為は、年齢や時空を越えて、それぞれのこころの中にある「湖」のような共通の場所に行き着くのだと思います。

そして、あなたのこころの中にある「湖」と、私のこころの中にある「湖」は、同じ「湖」のはずなのです。「こころを助ける」とは、その二つの「湖」をつなげることなのかもしれません。

便宜的に各章に分けてはいますが、どの章も他の章とかかわりあって、いわば「湖」の一部となっていますので、この本では、「こころの助け方」のお助け舟のようなつもりで、「湖」を目指してみようと思います。

二〇二四年　松本 喜代隆

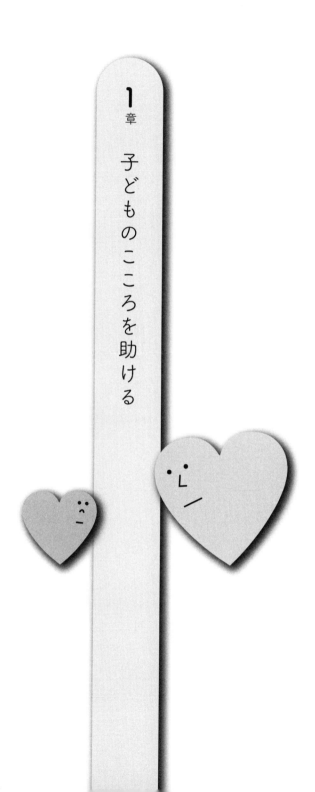

1章

子どものこころを助ける

1　赤ちゃんのこころ

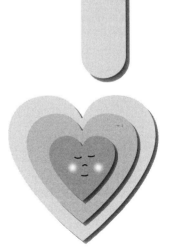

思春期は大人の赤ちゃんの時期

思春期を「大人の赤ちゃん」の時期だと見る考え方は、いろいろと助けになります。

ことばの意味はシンプルに、子どもとしては経験十分のプロだけれど、大人としては経験ゼロの赤ちゃんにすぎないということですが、この「赤ちゃんと見る」というところが思った以上に大切なのです。

思春期ぐらいになると、子ども時代の行動や出来事の結果が積み重なって、なんとなく未来が予測され出します。プロ野球選手になると言っていた子どもも、宇宙飛行士になると言っていた子どもも、大統領になる、アイドルになると言っていた子どもも、その夢が叶いそうかそうでないかが見えてきます。

ほんの十年くらい前、赤ちゃんの時には、未来は無限に開けているかのようでしたよね。なぜそう思うの?と聞かれたら、私たちは、「だって赤ちゃんだから」と答えていたと思うのです。なんの実績や保証がなくても、希望や期待の気持ちがあふれていました。なのに思春期を前に、たかだか十年ちょっとのマイナスのレッテルのために、すでに未来が閉じかけている子どももけっこういます。

そういう子どもたちに、「さぁ、これからですよ、今までのことがリセットされて、もう一度、新しく赤ちゃん時代をやり直せる時期が来ましたよ」「なぜならね、思春期は大人の赤ちゃんの時期だから」と、ぜひことばにして伝えてあげてほしいと思います。

子ども時代がひとめぐりして、もう一度スタートラインに立てるという考え方は魅力的です。今までは練習試合にすぎないので、さてこれからが本番ですよという感じ。

このことは、子どもたちにとって救いになるだけでなく、大人にとっても救いになります。自分の子どもに、赤ちゃん時代にしてあげたかったけれどしてあげられなかったことを、形こそ少し変わるでしょうが、もう一度してあげるチャンスがめぐってくるのです。もっとかわいがっておけば良かったとか、もっと遊んであげれば良かったとか、もう少しのんびり育てれば良かったとか、大人側にも多々悔いはあるものです。

はじめて出会ったころに戻れるタイムマシンが、この時期だけ、奇跡のようにスタンバイしています。ぜひ乗り込んで、もう一度赤ちゃん時代に向き合える幸せを活かしてください。

嵐の舟

本当かどうかはわかりませんが、「人は誰でも、三歳までに、自分の舟を作る」と言います。ていねいに作った舟も、まだ完成していない作りかけの舟も、三歳になると、いやおうなく、港を出て行かなければなりません。

最初は、波もなく、比較的おだやかな航海が続きます。いわば、そこは、子ども時代の海です。もちろん、いきなり台風の真っただ中にほうり出される舟だってあるのですが、今日は、ごくありふれた舟のお話です。やがて、どの舟も、針路を思春期の入り口へと向けます。

思春期の海は、それまでの海と違って、例外なく、嵐の海です。子どもたちの舟は、荒れ狂う波にもまれます。そして、その中ではじめて、自分の乗っている舟が、大人の海にも通用する舟なのかどうかという重大な課題に直面することになるのです。

風に弱い舟、水漏れする舟、燃料が切れそうな舟。全ての舟は、嵐の海の上です。

今、いじめられている子は、自分の乗っている舟を、どう感じているでしょうか。何かの理由で、運動がとても苦手な子はどうでしょう。また、教室を居心地悪く感じて、長く学校を休んでいる子は、大人の海、つまり自分の未来を、どう想像しているでしょうか。

できれば、自分の舟を強くしたい、と誰もが思います。だからこそ、子どもたちは、「頑張れ」、「修理しなさい」、「補強しなさい」という声に、こたえようとします。でも、嵐の舟は、時に沈没しそうです。

子どもがこういう時期にある時、私たち大人は、どんな心構えでいたらいいのでしょう。いろいろあるでしょうが、一つだけあげるならば、「修理は港で」という単純な原則を守ることだと思います。そのためには、大人の側に、港に向かって曳航《えいこう》（船が他の船や荷物などを引いて航行すること）する勇気が求められます。

これは、ただのたとえ話です。ですが、目を閉じると海が見え、そこが嵐であり、その中に小さな舟を見る、という想像力が必要なのです。

お母さんのお腹の中にいる赤ちゃんと、赤ちゃんがお腹にいるお母さん

赤ちゃんは、お母さんのお腹の中にいる間にも様々な能力を発達させています。最も早く発達するのは、聞く力、聴力だそうです。耳自体のつくりも妊娠五カ月ぐらいでだいたい形ができるそうですし、耳から脳に伝わる神経の経路は、妊娠九カ月にはほぼできていると言われます。

赤ちゃんは体外の音を聞いていることになります。胎教ということばがありますよね、なんとなく、クラシック音楽を聞かせると音感が育つのではないか、英語を聞かせておくと英語に慣れるのではないか、というイメージがあります。

しかし、いろいろな研究から、より良く発達させるためにどういう刺激を与えたらいいかということは定まっていません。つまり、どういう音楽を聞かせたら、赤ちゃんのこころに一番いいのか、あるいは特殊な能力の発達につながるのかといったことは、なんにもはっきりしたことはわかっていないのです。たぶん、これからもわからないだろうと思います。

実験心理学が盛んだった時代、生まれたばかりの赤ちゃんにいろいろな実験がなされています。たとえば、英語とフランス語を聞かせて聞き分けがつくかの実験。驚くことに、生まれて五日以内の赤ちゃんは聞き分けているのだそうです。どういう方法で調べるかというと、おしゃぶりの反応で調べます。

聞かせた時に、明らかに反応が違うということで、区別していることがわかるのです。

でもそれは、ことばがわかっているということとちょっと違います。音（声）の調子、リズムといったものを敏感に聞き分ける力、そういう能力が生後五日以内の赤ちゃんには備わっているのです（五日目以降は周囲の母国語に影響されて、この能力はなくなるそうです）。ということは、赤ちゃんがお母さんのお腹にいる時、まわりの音のトーンが聞こえているかもしれないと十分に想像されます。

どういうトーンの音（声）が多かったのか、ひどくギャアギャアとうるさい環境だったのか、お母さんが緊張してキンキンする声で喋らなければいけない状況だったのか、シーンとしてあまりに静かな環境だったのか、いろいろありえると思います。

そのトーン、調子、緊張しているのかリラックスしているのか、大げさに言えば、お母さんが幸せなのかそうでないのかというトーン、調子が伝わっているとも言えるのです。周産期をお母さんがどういう雰囲気の中で生活したか、妊娠を迎えたか、過ごしたかということが、とても大切ということになります。出産する時も同じことが言えると思うのです。

誰でも不安だと思うのですが、不安が不安のままで、解決されないままで出産を迎えることになったのか、あるいは不安ではあるけれど、なんらかの解決というか、安心感も抱きつつ出産を迎えることができたのか……そう考えたら、世の中の妊娠しているお母さん全員を助けに行きたくなります。

成長への広い道と狭くて細い道 ～人見知りを通して考える～

人見知りに個人差はありますが、五、六カ月ぐらいからボチボチ始まる現象です。乳幼児が、知らない人に声をかけられたり、かかわられると大泣きするといった光景はよく見かけます。「うちの子は人見知りが激しくて困ります」と言う親ごさんがいらっしゃいます。「うちの子は全然なくて誰にでも愛想がいいんですよ」と言う親ごさんもいらっしゃいます。

「人見知りの意味」を最も大きくとらえた考え方に、「人生の最早期に、親を本当に信頼できる対象として認識できているかどうか」、「自分にとって最も大切な人と、そうでない人を区別することができているかどうか」という、発達課題の「赤ちゃんの答え」のようなものだという仮説があります。

この仮説にならえば、「全く人見知りがない」は、「赤ちゃんにとって親がたいした存在ではなく、他の多くの人と同等で、特別大切というわけではない」ことになるのかもしれません。そして、この年齢で、最も大切な存在である親がたいした存在でないとなれば、そのあとはもう、どんな人との関係にもたいした意味を見出せないかもしれないということに、なりかねないのかもしれません。

かもしれない、かもしれないと言っているのは、「全く人見知りがない」が、心配なことでも、危険信号とイコールでも、もちろんないからです。

子育てをする時に、どんな情報もあまり多すぎると、お母さんは過度に心配になります。このような仮説を見聞きしすぎると、「うちの子は人見知りをしない」が、「私のことを大切だと思っていないのでしょうか?」と不安になります。

しかし、あまりピリピリとアンテナの感度を上げすぎず、ちょっと目を細めて、ざっくりと見てみて、だいたい大丈夫なら、それでいいのです。難しく考えることは、一番素晴らしい細い道を探して進むようなもので、そのために広い安全な道を見失ってしまうことになるかもしれません。失敗が許されないような細い道に入り込んでいないかどうか、時々立ち止まってみましょう。

先に書いたことは、人見知りが激しいとわが子を心配する親ごさんには、「人見知りが強い赤ちゃんは、最も大切な人と、そうでない人を区別し、大切な人に頼ることができていますよ、生きていく上での大切なテーマが順調に達成されていますね」と、フォローしてあげられますよね、という話です。

「大切な人の区別」は、表面的に人見知りがあるないにかかわらず、授乳体験から引き続いている大切なテーマでもあります。さらに言えば、授乳体験以前、お母さんがどういう環境で妊娠時期を過ごしただろうか、その前のお父さん、お母さんが育った歴史も背景にあるでしょう。それらの連続上に、人にとって大切な、「最も大切な人と、そうでない人を区別し、大切な人を好きになり、頼ることができる」というテーマが達成されていきます。

2 自分を守る

自分のこころを守る 1・親指くん

赤ちゃんが指しゃぶりをする姿は、かわいらしいものです。無心な仕草をずっと見ていたくなります。しかし、三歳、四歳と育っていくうちに、しょっちゅう指しゃぶりがあると気になってくる方もおられると思います。指しゃぶりと「こころ」には、どんな関係があるのでしょうか？

たとえ満たされた親子関係であったとしても、常にお母さんが一緒にいてくれるわけではありません。子どもはやがて、瞬間瞬間の不安の軽減というか、こころへの慰めが必要になります。

指しゃぶりをしている子どもからすれば、指は絶対に裏切らない自分の味方です。どんな時でも呼べば必ず来てくれます。しかもいくらかの満足や慰めを必ず与えてくれます。お金もかからずに、いつでもどこでも得られる慰めがあるなら、誰もがほしいと思いますよね。指しゃぶりは、年齢との兼ね合い

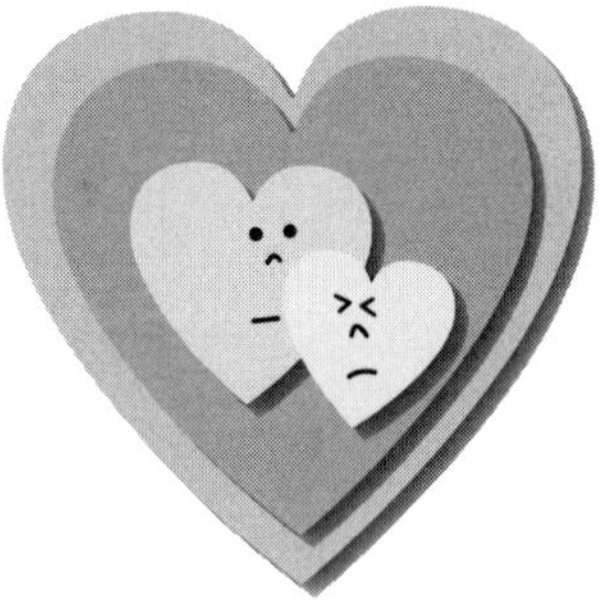

によるカッコ悪さ（大人のくせにみっともないとか）を無視すれば、とりあえず条件ぴったりの慰めの方法です。

赤ちゃん時代は、別に寂しいから、不安だからと指しゃぶりをしているわけではないのでしょうが、指しゃぶりをしている赤ちゃんはなんだかおだやかで、満たされている感じがあります。ひとりぼっちの時も、ひとりぼっちにならないですむ方法の一つをこうやって手に入れていくのかもね、と思えてきます。

お母さんをはじめ大人にとって、「親指くん（とりあえず指の代表です）」は、強力なライバルのような存在です。赤ちゃんがなんとなーく何かや誰かにかまってほしい時や、その手前の気持ちの時に、お母さんは片づけや用事があったりして、必ずしもすぐにかまってあげられるわけではありません。

しかし、「親指くん」は呼べばすぐに来てくれます。スピードや使い勝手ではかなわない強力なライバルなのです。ライバルと言いましたが、勝ち負けの問題ではありませんよね。「指しゃぶり」に対しては、「あの子と遊んではいけませんよ」と交友関係の悪影響を心配する前に、その子の友だちを尊重する、大切にする姿勢が必要な気がします。

指しゃぶりのマイナス面だけを問題視して止めさせようとするのは、「親指くん」のかわりの友だちを用意せずに、その子から一番大切な味方を奪ってしまうことに似ています。

自分のこころを守る2・それぞれの「鎧」や「盾」

体が服を着るように、こころも裸のままというわけにはいきません。守るための「鎧」や「盾」のようなものが必要です。こころの暑さ寒さからも、不安や、恐怖や、孤独や、悲しみなどからも、守るための「鎧」です。

私たちは知らず知らずに、あるいは必要に迫られて自前の「鎧」を持っているものです。陰に日向に自分を守ってくれるモノです。守ってくれる誰かがいれば別ですが、自分だけで自分を守る時に、どうしても「鎧」のようなものが必要です。

「鎧」や「盾」などと言うと、今どき見かけませんし、古く固い響きがありますが、先程の「親指くん」も、小さな「鎧」のようなものです。私たちは、「鎧」や「盾」のイメージを広げておく必要があります。

現実にはどんなモノが「鎧」や「盾」になってくれるのでしょうか？思いつくまま、たくさんあげてみます。

「勉強ができる」。これも「鎧」です。勉強ができることを当面の支えにクラスメイトの中で生きていく場合もあるでしょう。「得意なスポーツがある」、「足が速い」のも同じことでしょうし、「ケンカが強い」、「お金をたくさん持っている」だって「鎧」かもしれません。「ブランド品を一つだけ」だって、持っている、身につけているというだけで、なんとなくこころが裸じゃなくなりますよね。

「髪をワンポイントだけ染めている」、「派手日な化粧をしている」、「サングラスをかけている」といったことも、似たような役割でしょうか。容姿、「女の子からもてる、男の子からもてる」ことも、もちろんその人にとって「鎧」です。

また、「一緒に散歩できる強い大きな犬を飼っている」なども「盾」でありえます。自分の言うことを聞いてくれる強い犬と、外を一緒に歩く時、自分を守ってくれる感じがあると思います。

「よく熱を出す」ということだって、ある子どもにとっては「鎧」であるかもしれません。「今日は三十七度の熱が私はあります」と言えることが、何かの場面から、あるいは不安から、自分を守る「盾」かもしれないのです。

人のこころとからだの関係は複雑なので、心理的な背景があって、足が痛くて動けなくなったりすることがあります。整形外科を受診して「骨や神経や筋肉に異常はないですよ」「歩いていいですよ」と言われたとしても、松葉杖なしではみんなの前で裸で立っているように心細く感じるものです。そういう時、松葉杖は足だけではなく、こころも支えてくれています。

「髪を金髪にしている」なども、「あえて人と違うことをする」、「わざと怒られることをする」ことで、自分を保ち、守っている、という見方もできるのです。

それから、ゲーム。「どこか親指くんに似ているかも」と思ってあげる考え方も必要な気がします。学校に行っていないのにゲームばかりしている、「これではますます人とつき合わなくなるんじゃないか」という心配の声の中で、ゲームばかりやっている子は、なんだか孤立無援のように見えてしまいます。

まわりの人たちは、孤立から救い出そうとしているつもりなのに、背中を向けて、まわりから認められないことをひとりぼっちでやっている姿です。

ゲームは、「親指くん」と同じように、呼べばすぐにやって来てくれます。そして、この今の自分とつき合ってくれて、なんらかの慰めや楽しさを必ず与えてくれます。

その子が、「ひとりぼっちのこころ」をどうやって守っているのだろうかと考えると、その子を非難せずにかばってくれるただ一人の友だちが、今の今は「ゲーム」かもしれません。

「かもしれない、かもしれない」と、想像して接することはとても大切です。

「いかにゲームから遠ざけるか」を、まるで今の事態を解決する切り札のように考えて、結果として唯一の友だちを奪ってしまうだけでは一面的すぎる気がするのです。

今、「ゲーム」が果たしている「鎧」や「盾」にかわるモノ、人を用意する工夫をしながら、少しずつシフトしていくという考えが必要です。

今でこそゲームやスマホの動画などがあふれていますが、もし何もなければ、「親指くん」だけがその子を助けに来るのかもしれません。

「何かが自分を守ってくれるという感覚をもっているか、もっていないか?」、このことは一人ひとりの個人にとって、とても大切な問題です。

だから、子どもとかかわる時、「この子のこころを守る鎧は、今はなんだろう?」と考えてみる視点を必ずもっておきましょう。

そして、みんなが心配するもの、反対するものの中にこそ、「ひそかにその子の『鎧』が隠されているかも」と考えてみる想像力が大切です。

三歳児のこころの体験

生まれてから三、四歳ぐらいまでに子どもが体験することがらは、「私たちが人生で体験するあらゆることがらの原型を全て含んでいる」と言います。

たとえば、弟や妹が生まれるという出来事。よくあることですよね。しかしこれは、子どもにとってなかなかたいへんな出来事です。ある日、夫が若い女の人を連れて来て、「今日からこの若い女の人と一緒に暮らすことにした。そして自分はこの人が好きだから、あなたもこの人を好きになるように」と宣言されるような状況と同じと言えば同じです。突然こんなことを言われて、「はい、わかりました」と言う人はいないだろうと思います。たいていは大修羅場が待っていますよね。

子どもにとって、弟や妹が生まれてくるというのは、このような状況です。大人でさえ、とても受け入れ難いことなのに、まだ一歳、二歳、三歳といった年齢で経験するのです。

弟や妹に、急にお母さんをとられるような悲しみ、苦しみ、怒りなどを、まだことばの前段階で体験しています。しかも、受け入れる、好きになるしか選択肢がない、不条理きわまりない状況です。「不条理を、もはや避け難いものとして受け入れていくという、こころの課題」が、早くも始まっているのです。誰が悪いということでもない、善悪とも関係がない、誰も救うことができない、人が生きていく上での運命だと言えば大げさですが、努力でなんとかなるということとは、次元が違うのです。弟が生まれてくることは、お兄ちゃんの努力で消えてなくなることではないのです。状況を受け入れて、しかもなんとか折り合いをつけていくことを要求されています。

私たちは、生きていく上でどうしても納得し難く、受け入れることができないような不条理に多々ぶつかります。大人になったから楽に乗り切れるといったことはなく、そのつど苦しい思いをしなければなりません。その原形が、二歳、三歳ごろから経験されていることになります。

こういう状況になんとか対応し、処理していこうとする「こころ」の働きが三歳前後にはもう始まっていると考えると、「こころ」ってすごいなーとあらためて思います。

どんなにすごい性能のコンピューターもかなわない、人間の奥深さがつくられるはずです。

歌人、劇作家だった寺山修司のことばに、「嫌いなものは、好きになるしかない」ということばがあります。このことばを実行するのは困難ですが、ここに、困った時の考え方の転換点があるようにも思います。「好きになるしか道がない」のであれば、何かをあきらめて、好きになるための努力や工夫を始めるしかないですよね。

私は、苦手な場面でこのことばを思い出すと、不思議に苦手さが小さくなるように感じます。「好き」と「嫌い」は真逆のように見えて、案外近いのかもしれません。

3　こころを出す、こころを受け止める

出すことはいいこと 1

　子どもが育っていく上で、「出すことはいいこと」と思っておくことはとても大切です。しかも、「出す」中身は、どんなものであれ「全て」と心得ておく必要があります。優しさ、思いやり、物事を最後までやりとげる力、友だちと仲良くする力、遊ぶ力などなどといった、いわゆるいいものだけを出すことが「いいこと」ではないのです。

　怒った気持ち、仕返しをしたい気持ち、独り占めしたい気持ち、ねたみ、いじわるな気持ち、なまけたりズルをしたい気持ちなどなど、人間であれば必ずあってあたりまえです。

　そういう、いい面もマイナスの面も「どちらも出す」ことができることが、子ども時代の目標の一つです。

これは、なんでも受け入れましょう、という話ではありません。必要な場面で、大人として、子どもを叱ったり、しつけたり、指導したりしながらも、こころの中では、「あ、こういう面も出せてる出せてる」と、出せたことを評価（「喜ぶ感じ」と言ったほうがいいかもしれません）する気持ちを忘れないようにしましょうという話です。

そして、「今すぐに」ではなく、やがて大人になるまでの間に、子どもたち自身が経験の中でいろいろ考えて、出し方のコントロールを身につけてくれるといいなあと思います。「出さずにコントロールする」のではなく、「出してコントロールする」ことを目標とするのです。

家庭でも学校でも、マイナスの気持ちは存在してはならないもののように扱われすぎているように感じます。いい面もマイナスの面も、人間としてあってあたりまえの気持ちです。それらを乗りこなすには、けっこう長い時間がかかるものであり、大人になってからでさえ困難を感じるものなのだと、私たちはよく知っているはずです。

ある心理療法家が、「子どもの成長は、植物の成長に似ている」と言っています。「水や肥料をやりすぎてもやらなくても枯れるし、ある程度大きくなるには、その植物のもっている時間を待たなくてはならない」。

私たち大人は、「出すことはいいこと」という目をしばし保ち、子どもたちがゆっくり大人になることを保障したいものです。

出すことはいいこと２

乳幼児期のトイレットトレーニング（排泄の訓練）には、「出してコントロールする」というテーマがあります。また、「自分から出たもの＝自分が、お母さんを喜ばせる」という体験でもあります。

子どもがオマルなんかにウンチとかオシッコをすると、お母さんはすごく大喜びして、「わー、出た出た、上手ねー」と言います。そういうやりとりの積み重ねが、「なんであれ出すことはいいことなんだ」という自分の土台となる確信のようなものを、子どものこころにつくり出すという考え方があります。

「出してコントロールする」ことは、その後の人間関係のパターンに関係しているとも言われています。こころを開いて自分を出すのか？こころを閉ざして自分を出さないのか？喜び、怒り、様々な感情、本音、そういったものを、とりあえず出してかかわろうとするのか？出さないでかかわろうとするのか？といったその人の対人関係の傾向、パターンとのつながりです。もちろん、その人その人の個性があるわけですから、トイレのしつけだけが影響するわけでは全くありません。

あまりにも厳しいしつけは、「出すことは悪いこと」というメッセージが子どもに伝わり、「自分から出たものが嫌われる＝自分が嫌われる」体験の連続になるかもしれないという仮説があります。

「厳しくしつける」方針であれば、子どもが排泄を失敗するたびに、ひどく叱ることになります。子どもは叱られたくないために、「出すことは良くないことなんだ」、「なるだけ出さないようにしよう」と思ってしまいそうです。そして、我慢するあまり、かえってお漏らしをする、漏らしてはまた叱られるという、悪循環に至りがちです。結果、「出さないでコントロールする」というスタイルを身につけてしまうかもしれないのです。

「出さないでコントロールする」子どもを外側から見ると、「とても良い子」に見えます。出すモノは様々です。攻撃したい気持ち、仕返ししたい気持ち、わがままな気持ち、サボりたい気持ち、ねたみたい気持ちなどなど、一見マイナスのこともたくさんあります。

出さないで抑え込むやり方は、ある時期まで大きな成功をもたらし、周囲の評価も高まります。しかし、思春期になると成長に伴ってこころのエネルギーがどんどん大きくなり、それまで経験したことのないような衝動性の突き上げを感じたりします。その衝動のエネルギーは、「抑え込むやり方」だけではコントロール困難なことがあるかもしれません。こころの外に、乗りこなせていない暴れ馬が突然跳び出してくるような事態です。我慢しすぎてお漏らしをしてしまうことに、ちょっと似ています。

子どもを見る時の一つのものさしは、「出しているか、出していないか」です。「けっこういろいろ出しているる子だな」と見るか、「あんまり出せていないな」と見るか。私たちは、「出すことはいいこと」と念仏みたいに唱えないといけないのではないかと思います。

良い子は心配？

「良い子ほど心配だ」とよく言われます。「良い子であるばかりではダメよ、時には本音を出しなさい」ということでしょう。では、「本音を出す」は、何を指しているのでしょうか？

子どもに向けて、「時には本音を出したほうがいいよ」と言う時の「本音」には、大きく三つのことが含まれています。一つ目は、「甘えたい時に、ちゃんと甘えることができるかどうか」。二つ目は、「怒った時に、その怒りを相手にぶつけることができるかどうか」。三つ目は、「自己主張ができるかどうか＝イヤだと言えるかどうか」。「お母さんは、そう言うけれど自分はこう思う」、あるいは、「自分はあとで食べる、みんなと一緒に食べない」など、なんでもいいのですが、「自己主張ができるかどうか」。

しかし、実際にこの三つを同時に出されたら、その子のことを、わがままで、自分勝手で、甘えている、非常に扱いづらいと思ってしまいそうですよね。

子どもたちもある程度の年齢になると、本当の自分を出したら嫌われたり、叱られたりしそうだとわかってきます。この三つのような本当の本音は、実は怖くて出しにくいものなのです。大人にとっても、「自分は到底達成できない」と感じる人も多かろうと思います。出したあとの収拾はそうそう簡単にいかなそうです。大人でさえ無理だと思うことを、子どもが達成するのは相当に困難な作業です。乳幼児期と違って、「出すこと」は、出すほうにも受けるほうにも相当大きなエネルギーが働くことになるのです。

大人は、良い子にしろ、その逆にしろ、「すざると良くない」と経験上思っていますから、できれば「ほどほどに出してほしい」のが本音です。ですが、「ほどほど」を獲得していくには、そのための過程、年月を保障しておく必要があります。いきなり上手に「ほどほど」に出せる人はいません。

だから大人は、「本音を出しなさい」と言ってあげる時、出てくる子どもの姿が一見、「甘えて、わがままで、手に負えないようなものなのだ」と予想しておかなければいけません。そんなものなのです。そして、「本音を出していいよ」と言ったからには、出された本音を前に、驚いたり、困ったりせずに、「よくぞ出しました」と受け止める必要があります。

「出すことはいいこと」ということばには、どちらかと言えば優しい響きがありますが、くり返しになりますが、出てきた内容によっては、その対応に時間をとられるし、労力は使うし、非常に振り回される感じになるものです。しかし、その子にとって「自分を出す出さない」ことが、今後のその子の生き方にかかわるかもしれないのなら、振り回されてあげることが、大切なのだという気がします。

基本は、「出して、それからコントロール」です。まず出すこと。出せたことを喜ぶこと。その順番をはっきりさせておくことです。

4 子どもと大人

平等に「えこひいき」する

子どもが一番嫌いなことは、「えこひいき」です。一番好きなこともまた、「えこひいき」です。自分以外の人を自分以上にひいきしてほしくないし、自分のことは特別にひいきしてほしいのです。年齢が幼いほどそうでしょう。年齢が上がってくるとこの気持ちは複雑化して、ずいぶん遠回りのやり方で表現したり、まるでそういう気持ちがないかのようにふるまったりと、素直に出せなくなります。

下の子が生まれると、上の子がいじけるんじゃないかと親は考え、下の子にも上の子にも「より平等に接しよう」とこころがけることになります。「半分ずつ平等に！」と、意識します。「平等」は、乱暴に言えば、一〇〇ある親の愛情を、上の子に半分の五十、下の子にも同じく半分の五十与えることになりますが、下の子どもには、時々（けっこうちょくちょく）一〇〇の愛情が自然に向けられるものです。

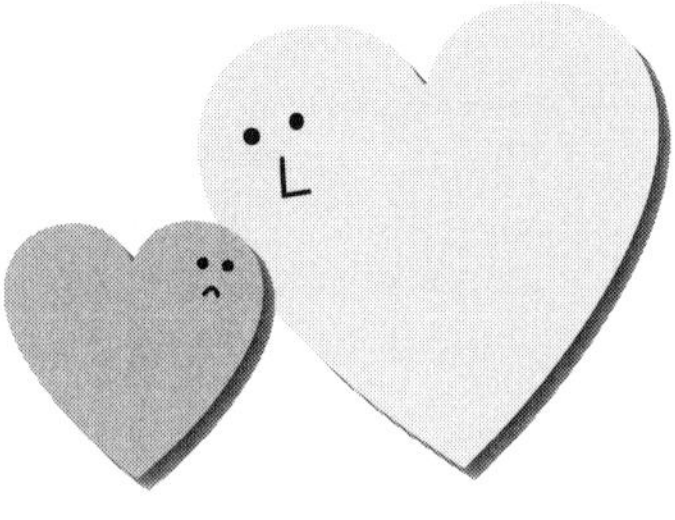

好き嫌いの問題ではなく、本能のようなものですよね。ところが、上の子に注がれるのは平等が意識された五十の愛情です。いつも半分の五十しかもらえない自分、時々全部もらっている弟（妹）。いつ四〇になるのか、三〇に減るのかという不安や、お母さん、お父さんが自分のことを嫌いになっちゃったんだろうかという心配がふくらんで、様々な反応が出ます。年上はつらいのです。

しかし、一歩踏み込んで、「平等にえこひいきすることが大切」と思っておくと、上の子が救われます。「えこひいき」ですから、時々上の子に一〇〇。その時は下の子はゼロ。また時々は下の子に一〇〇、上の子がゼロ。このゼロが、一〇〇もらう人の「えこひいきされ感」を高めます。

そして、どちらにも時々必ず一〇〇を与えていると、ゼロの時間を耐えることができるようになります。「今はゼロでも、あとで一〇〇もらえる」と確信しているからです。逆に、いつも五十しかもらえていないと、怖くて怖くてゼロの時間を耐えることが下手になってしまうものです。

下の子にはほっといても一〇〇いくのですから、当面は上の子に「この一週間は何回一〇〇を与えることができただろうか？」と、お母さんは自問してみるといいと思います。もし、一回もなかったと思えば、来週はぜひえこひいきしてみればいいのです（一〇分、二〇分の短時間でもいいのです）。

二十四時間、平等を意識して接するよりも、週に一回でもそれぞれに一〇〇与える機会をつくるほうが、はるかにラクになるし、上の子を助けることができると思うのですが、どうでしょう。

優しさと強さを育てる

優しい子にしたい、強い子にしたい。二つ合わせて、強くて優しい、優しくて強い子に（人間に）なってほしい。そう願わない親はいないでしょう。

本来使われた意味とは多少違うかもしれませんが、「優しくなければ強くない」というセリフも一時流行りました。強さと優しさは対立することばではなくて、両立することばだなと、なんとなくみんなわかっています。

子ども時代にこの二つ（合わせて一つ）を育てるために最も有効なのは、「とても嬉しい」という感情を何度も経験することだと、私は思っています。

嬉しいと、優しい気持ちになります。優しさと強さは同じグループですから、優しい気持ちを経験することが時々あれば、強さもまた育っていきます。だから大人としては、子どもを時々、すごく（すんごく！）喜ばせることがテーマです。もう天に登るくらいに、胸が震えるくらいに大喜びさせたい。

優しさと強さを育てるためにとあれこれ難しいことを考えなくとも、「どうしたらもっと喜ぶだろうか」考えて実行してみればいいのですから、誰にでもできそうですよね。しかも、喜ばせるほうも幸せになります。すごく喜んでいる子どもの姿に接する幸せは、損得抜きの幸せな瞬間です。

サプライズ感の演出も必要でしょう。ちょっぴりの我慢のスパイスも必要かもしれません。実は、我慢する力も、時々我慢と関係ないサプライズの喜びがあるほうが育っていきます。我慢する力を育てるために、我慢させる期間を延ばす作戦は、助走距離を長く取りすぎるようなもので、逆に我慢する力がすり切れてしまって意外にうまくいかないものです。

幼い子どもを大喜びさせることは、わりと簡単です。子どもは喜びたがりですからね。しかし、思春期の入り口に差しかかるころには、喜ばせ方はとても難しくなっています。なんとなく私たちは、思春期の子どもたちに対して、喜びを与えすぎると、甘えた、我慢しない、自分の好きなことばかりして嫌いなことはしない人間になるのではないかといった、将来そうなってほしくないネガティブイメージにとらわれているような気がします。なので、思春期前後の子どもたちを「すごく喜ばせる」には、大人側が自分たちの常識の枠を広げるか、一時的に取っ払うことが必要になったりします。

子どもは、大人たちが（親や先生が）どういうことを言いそうか、ダメ出しをしそうか、経験の中から予測しています。どうせこう言うだろう、どうせダメだろう……。その予測を、大人は越えてみせる必要があるのです。大人自身の優しさと強さが問われているということでもあります。ネガティブイメージの不安を越えて無条件に喜ばせるには、優しさとともに強さが必要だからです。

時において、将来でなく今、子どもを無条件に「すごく喜ばせる」ことは、何よりも大切です。

七勝三敗

私は、「正しさ」の副作用が、職業柄気になります。私たちは、疑いようなく自分が正しいと思うことについてはなかなか譲れないものです。頑なになってしまうと言ってもいいかもしれません。

しかし、「絶対に僕のほうが正しい」と言う子どもに、大人基準の正しさで勝ちすぎないようにしなければなりません。

ことにことばや理屈は、「正しくない」ことに不寛容です。物事の「正しさ（というかなんというか）」を後々わかっていくこともまた、成長です。

目標は、「七勝三敗」。子どもが七勝です。大人なんだから子どもに花をもたせなきゃです。小さい子と相撲をとる時に、勝たせてあげたくて大げさに負けてあげますよね。そんな感じです。

「間違いを教えない」「間違いを訂正する」ことは、正しいことです。しかし、その正しさの優先順位は、時と場合によって変化するということもまた、「正しい」のです。たとえば、「わざと負ける」ことの正しさはそう単純ではありませんよね。

子どもを育てる時に、「今」何を優先させて接するのか？と考える視点をもつ必要があります。「今」は、子どもの何を守ってあげるほうがいいのか？

正しい人間にするのか、正しさを越えて誰かを守る人間にしたいのか？大人側の思いは重要です。その「思い」が、子どもを育てるようなところがあります。だから、「一面的な『正しさ』ばかり強調しすぎていないだろうか」、「大人が十戦十勝していないだろうか」と立ち止まりたいのです。

大人として子どもに願う目標は、二者択一ではなく、「正しくもあり正しさを越えて守ってあげることができる人間にもなってほしい」というあたりでしょうか。

大人の使う「正しさのものさし」と、子どもが使う「正しさのものさし」は、同じものではないことが多いのではないかと思います。だから、「子ども時代は、子どもにとって、子ども用のものさしが必要なのかもね」と大人は考えておく必要があります。

まだ幼い子どもが、「自分のほうが絶対正しい」と主張する時期があります。あってほしいなと思います。そんな時、その子の「今」を支えることは大切です。自己肯定とか自分への自信を、早期にあるいは頻繁に訂正しすぎないようにしたいものです。

「正しさ」の衝突

自尊心の構成要素の一つに、「自分のことは自分で決定していいんだという確信をもてること」というものがあります。そんなことあたりまえだと思える人は、しっかりと自尊心をもっているということになります。一方、なかなか確信をもてない人もいます。おそらく、確信をもてるようになるまでには、子ども時代からの様々な経験の積み重ねがどの人も必要なのだろうと思います。

子どもと大人のかかわりにおいて、大人側の理屈が精密であるほど、子どもは理屈負けしてしまって、結局黙って引き下がるしかないということが増えていきます。

子どもがせっかく、「○○してみようかな」と何か意見を出しても、大人からは未熟でつまらない意見に思えたり、失敗しそうに見えたりして、つい良かれと思うアドバイスをしすぎることも同じです。

自分がどんな意見を出しても、常にそれよりいい意見があるという経験が積み重なると、自分の意見を出すことが恥ずかしくなってしまい、「自分のことは自分で決定していいのだ」と確信することも難しくなるかもしれません。

そう考えれば、子どもが決めたこと、出したアイデアには、さらりと「その方向で進みなさい、その方向は悪くないよ、いずれ成功するよ、うまくいくもんだよ」と、支えてあげることが望まれます。

「自分のことは自分で決定していいのだ」という確信（つまり「自尊心」）は、こういう子どもの試行錯誤を見守ることばからも育っていくのだと思います。

診察時に親の職業名を聞いただけで、これは長引きそうだとか、これは根が深いかもとか、つい思ってしまう職業がいくつかあります。それは、仕事柄「十戦十勝」を求められる職業、社会的に間違いが許されない職業です。「絶対的な正しさ」のようなものが身近にそびえていると、子どもとしては、自分のことは自分で決定していいのだと簡単には考えにくくなるのかもしれません。

逆に、「もし、理屈で追い込まずに頭ごなしに怒ったとしたら？」と考えてみましょう。子どものこころには何が起こるでしょうか？きっと、怒りやくやしさが渦巻くことでしょう。その一方で、こころの中に、「お父さんのほうが間違っている！お父さんは横暴だ！自分のほうが今回は絶対に正しい！」という気持ちがあふれてくるかもしれません。そして子どもは、「自分のほうが正しいと思う力」を保ち続けられるかもしれません。そう都合いいことばかりは起こりませんから、頭ごなしに怒ればいいという単純な話ではありませんけどね。

情報や正しい理屈があふれている今の時代、日を閉じれば子どもの前には二十本も三十本も転ばぬ先の杖（良かれと思うアドバイス）が用意されているようなイメージが浮かびます。知ってしまったからには、はずせない正しい杖だらけです。そして、それが子どもたちに用意された現実です。

「ほめられた嬉しさ」のバトン

「ほめて育てよう」ということばに異論のある人は少なかろうと思います。ですが、いざほめようとすると、意外に難しいものですよね。とってつけたような下心見え見えのほめ方になってしまったり、ほめたくてほめたくてたまらないのに、ちっともほめるに値することをしてくれなかったり。

そこで、今回はみなさんにお願いをしようと思います。ぜひ、ほめてほしいことが二つあるのです。特に、ものごころつくころから思春期に至るころまでの子どもたちに。と言うのも、思春期になってからでは、たぶんほめ方はもっと難しくなってしまいそうだからです。

一つめは、「人格にかかわることば」でほめるということです。優しい、強い、思いやりがある、勇気がある、ひとりぼっちの人の味方だ、などなど。自分の好きな人（親とか先生とか）から、人格をほめられる経験はとても大切です。

誰もが弱いと思い、本人さえも自分はどうせ弱いと思っている子がいたとして、ぜひ「人がなんと言おうと、私はあなたは本当の本当は強い子だと思っている」とほめてほしいと思います。そのことばは、その子のこころに残り、やがて最も困難な場面でその子を支えてくれるかもしれません。

二つめは、「身体」です。小さい子にとって、身体こそは自分そのものです。どうかたっぷりと、本気でほめてあげてください。きれいな指をしている、美しい髪がある、目の形がいい、二の腕の筋肉がすばらしい。ガリガリにやせた子に風呂場でガッツポーズをさせて、「すばらしい体をしているねー」と感心してください。男の子がお父さんから、強くすばらしい体だとほめられる、これ以上の栄光があるでしょうか。

この二つのほめ方に共通するのは、「何もいいことをしていないのにほめられる」ということです。損得抜き。ただここに存在するというだけでほめられるという経験なのです。思春期は、身体と人格にまつわる劣等感を過剰に抱きやすい時期です。だからこそのお願いでもあるのです。

それからもう一つ大切なことがあります。それは、このようにほめられた嬉しい経験は、必ずマネしたくなるものだということです。大人になった時に必ずマネをします。嬉しかったからです。

だから自分の子にも同じようにほめてあげたくなるのです。こうやって、ほめ方は引き継がれていくことになります。

どうほめるか、それは大人の大切な役目です。

こころのケアに効くもの ①

東日本大震災こころのケアチームの経験から

「七歳までは神のうち」と言いますが、それくらいまでの子どもが好きなことは、たいてい「こころのケア」に効きます。列挙してみましょう。

① 動く（体を動かす）— 宮城県山元町は震災前から健康体操が盛んな町で、私たちが支援に入った仮設住宅の集いでも、指導員の方々を中心に、まず全員で体操をしました。ゲームの要素も盛り込んであって、できた、できないと、みんなでワーキャー言いながら、よそ者の私たちもみるみるこころがほぐされていくことを実感しました。みんなで体を動かすことは楽しいのです。

② 笑う — ①の体操の時、誰もが、失敗しても成功しても、自然と笑いました。小さい子がくすぐられてキャッキャと笑うような笑いです。「体の笑い」というものがたしかにあります。

③ 歌う — 音楽に合わせる体操の用意もあったようなのですが、当日はラジカセが壊れてしまってどうしても音が出ません。すると、七十代のかずおさんが「そしたら自分たちで歌うべ」と、都はるみの「アンコ椿は恋の花」を歌い始めました。「三日ぁーおくれぇーのー……」。すぐさま、やはり七十代を中心とす

る女性陣も加わっての合唱となりました。東日本訛り調の哀愁を帯びた都はるみです。世にも美しい歌声で、あぁ歌はこころにいいなーと思ったことでした。

④ 食べる ― 精神科医の中井久夫は、美味しいごちそうのもつ力をくり返し強調しています。こころをねぎらい、励まし、内側からの力を引き出してくれるようなごちそうです。作家の宮部みゆきは「美味しい食べ物には人を正気にする力がある」と書き、東海林さだおは「口の中の甘さは、私たちの幸せの一〇％くらいを占めている」と書いています。

⑤ 泣く ― 今回の支援では、「はじめて泣くことができました」と何人かの方から言われました。大人であることを崩せない役割の人たちは、これまで誰かの前で泣くわけにいかなかったのですね。こころの中で泣くことと、実際に涙を流して泣くことの違いは大きいのです。涙のもつ昇華作用の差でしょうか。

動く、笑う、歌う、食べる、泣く。子どもなら毎日していることばかり。こころのケアが必要な時には、時々誰かの前で子どもにならなくてはいけないようです。

「誰か」は、赤ちゃんであっても面識のない第三者であってもいいですよね。むしろそのほうが大人でない自分を出しやすいかもしれません。私たちは、半分はその役割で被災地に派遣されたのだと思います。

こころを助けるために・1

こころの健康ってなんだろう？

健康なこころや体をもつことは、どの人にとっても目標です。よりいっそうの健康さの獲得を目指すことは、あたりまえのような響きがあります。

みなさん、もっと健康になりたいと思いますか？思いますよね。その、もっと健康になりたいと思う時の、こころの、あるいは体の健康って、どんなものを想像していますか？そして、そう思う時、今の自分のこころや体は健康ではないのでしょうか？

さて、いきなり問題です。「疲れた体は健康ではないのか？」さぁ、どうでしょうか？「疲れない体は健康か？」「熱が出る体は健康ではないのか？」「熱が出ない体は健康か？」これは、まぁひっかけ問題なので、あまり間違う人はいません。

「疲れない体」、それは理想だけれど、体は疲れる時には疲れないといけないよねと誰もがわかっています。「熱が出ない体」、これもほしいと言えばほしいけれど、実際には熱が出ないと困ります。熱が出ない体は、とても健康とは言えませんよね。私たちは、「体の健康」については、「理想の体」と「体の機能としての健康さ」をきちんと区別しています。疲れることも、熱が出ることも、それが健康な体の機能だとわかっています。

しかし、「こころ」となると、もういきなり迷いが出ます。「つらい時によくよするのは健康ではないのか？健康なのか？」「葛藤が強い朝は寝ている、楽な夜になると元気に起きているのは、健康ではないのか？」逆に、「葛藤が強い朝はしっかり起きている、楽になる夜は寝ているのは、健康なのか？」。どうやら、「こころの健康」をめぐっては、「こころの機能の健康さ」と、「理想・願望としてのこころの健康さ」との混同の問題があるようです。

「こころの健康」の場合、「こころの強さへの理想・願望」が入り込んでしまって、目の前の状態や行動が、健康だからなのか、不健康のせいなのか、適応なのか、不適応なのかわからなくなりやすいのです。

たとえば、ある子は、葛藤が強い午前中は寝ていて、気持ちが楽になる夜中は起きています。日常生活からいうと、一見不適応ですよね。

しかし、この不適応に見える状態の中には、次に向かう小さな適応の芽があることもまた多いのです。

気持ちが楽な時間に起きているからこそ、立て直しが始まっていきます。

これが逆に、つらいのに朝から起きていて、夜は早めに寝ている場合は、日常の生活リズムという観点からは適応しているように見えます。しかし、見方を変えれば、目先の適応という形にだけ合わせて、起きている時間はつらさを耐えるためだけに使われ、次の適応を芽ばえさせるエネルギーが空っぽかもしれません。

不適応状態に見える時、「この中に適応の芽がある」と考えて、もう一度眺め直してみませんか？人間は、不適応をくり返しながら適応していきます。今の現実に不適応を起こすからこそ、次の段階への適応の芽が生まれると、考えてみるのです。「不適応、即なんとかしないといけない、再適応させないといけない」と単純に考えないでほしいなと思います。


話を戻しましょう。体と比べて、「こころには、理想・願望が入り込みやすい」という特徴があるのでしたね。子どものこころであれば、子ども自身の理想・願望のみならず、大人の、あるいは社会の理想・願望が重なっています。そこには、大人に対してはほとんど使われない、「健全なこころ」を目標にしていた名残りがあります。

「こころのあるべき姿」を目標にし、「あるべき姿」に照らしてこころを測りすぎると、体の強さ弱さ以上に、人格評価に直結してしまいやすいのです。

しかし、風邪にかかった時に熱が出るように、つらい時にはつらい時の反応が出ることが、「こころの健康さ」のあかしなのです。

そして、そういう時は、たとえば、落ち込んだり、イライラしたり、やる気がなくなったり、八つ当たりしたりすることが、ごく自然な反応です。健康なこころとは、そういった反応を起こしてくれるもののはずです。

なぜなら、そのほうが、今以上につらくなってこころがパンクすることを防ぎ、つらさやこころの危機を乗り切りやすくしてくれるからです。

こころの成長の理想像を、困難な時にくよくよしない、目的のためには泣き言を言わない、強いこころをもつサイボーグをモデルにしすぎないことです。それは、痛くてもひるまない戦士を作ることに似ています。

こころには、「長いスパンの理想としての健康」と、「健康なこころの反応としての一見マイナスに見える短期反応」があるのです。どちらも大切なのですが、特に生身の体やこころの「機能の健康さ」を忘れないで評価してほしいと思います。

何度もくり返しますが、私たちは「理想」の下では、願望や、強さをよしとする評価にとらわれ、真の健康さを見失ってしまいやすいのです。

様々なつらい背景があって、くよくよしている子、落ち込んでいる子、八つ当たりしてばかりの子、生活リズムが一見乱れているように見える子ども、すっかり消極的になっている子ども、すぐキレるような子ども。そういう子どもたちには、ぜひ、「今、落ち込んだり、朝起きられなかったり、イライラ、くよくよしているのは、特別な反応や弱さの表れではなくて、こころが健康なら必ず起こる反応ですよ」と言ってあげてほしいと思います。

そして、「それらは健康なこころの反応であって、あなたは自分のこころの健康さに自信をもっていいよ、あなたのこころは健康に作動しているよ」と言ってほしい。「そこに弱さやモンスターはいない」と言ってあげてほしいのです。

「あなたのこころは不健康だ。このリズムは不健康だ。このままじゃ社会に出て困るぞ」と言うだけでは、「そこに弱さやモンスターがいるから追い出せ」と言っていることと同じです。「わかりました、追い出します」という話にならないのです。

「こころへの支援」のために、一見「弱さ」に見える時こそ、向き合う大人は、「あなたのこころの機能は健康に作動していて、弱さやモンスターはいない。だから絶対立ち直れるよ！」と、支援の意図を明確にもって、はっきりと言ってあげてください。

●こころのための二つの柱

通常の親子関係であれば、特別に意識しなくても伝わっていくもの、育っていくものを、時に、意識しなければならない場合があります。たとえば、虐待や虐待に類するような体験を子どもが受けてきた場合など、です。

しぼりにしぼって、大切な柱を二つあげてみます。通常、親子関係の中で子どもはどのような「こころの柱」を得ているのか、という話でもあります。

一つ目は、そうしてほしい相手から関心をもたれているという実感。しかも「いい関心」をもたれているという実感です。

子どもなら、この人から好かれたいという相手があるものです。断トツ第一位にお母さん、あるいはお母さん役の人でしょう。この好かれたいと思う人から「いい関心」をもたれているという、こころのための大切な柱を、哲学者の鶴見俊輔は「どんな子どもでも家の中では世界一の有名人なんです。家の中で無名な子どもなんていない」と書いています。

虐待に限りませんが、家の中で、あるいはその子が属する小さな世界の中で、「無名」であるような場合の援助の心構えは、一回でそれを達成しようと考えないことです。一回の効果を狙って、切れ味が鋭い方法を選ぶと、その方法でうまくいかなかったり逆効果の時にフォローしにくいし、早目に投げ出してしまいかねません。回数を重ねる方法を自分なりに編み出さなければいけないわけです。

「関心をもっていますよ」と伝えるには、どうしたらいいのだろうか。スローガンみたいに言うわけにはいかない。何を間に置いて、何を材料にして、どう伝えればいいのだろうかという、それぞれの具体的な工夫が必要になります。

キーワードは、回数重ねです。一〇〇回でしょうか？一〇〇〇回でしょうか？回数重ねは、子育ての本質に似ています。

二つ目は、自分が大事にされているという深い感覚の体験。これも基本的には一つ目と同じことなのでしょうが、「大事にされたことがある」という体験は、たとえそれが一回だけであっても、とてもプラスになるのだと言われていますので、回数、回数と言わなくても、大事にされていると、子どもが実感できるような瞬間、場面を大人は狙う必要があります。

ただし、意図して狙っている感ありありでは、下心がばれてせっかくの伝えたい気持ちが逆にうまく伝わらないこともけっこう起こります。

通常の親子関係の中にはほとんど下心がないものです。私たちは、下心をおさえて、大切な瞬間を狙い続けなければなりません。そういう中で、意図していない時に、何か本当に伝えたいものが伝わるということが、起こりうるのだと思います。

●こころの熱を測ってみたら

体の熱は体温計で測りますよね。最大に上がって四十二～三度です。四十三度の熱が長く続くと人間は死んでしまいます。では、こころにも熱があるとして、「こころの熱」は測れるのでしょうか？

実は、測った人が大勢います。

子ども時代に、どうしてもその日学校に行きたくなくて、「朝から熱があるといいのにな」と思ったことがある人も多いと思います。絶対食べられない給食のメニューの日、何かの緊張する発表をしなければならない日、今日が締め切りの宿題ができていない朝、クラスメイトの誰かと顔を合わせたくない日。

今朝は、絶対に熱が出てくれないと困るのです。休むにはお母さんが納得する理由がいりますからね。でも、こういう時って何度体温計で測っても平熱なものです。なので、それぞれ工夫（悪あがき？）することになります。ポピュラーなのは、摩擦熱を利用するやり方です。昔の体温計（水銀計）は、ほど良く目盛りが上昇してくれました。三十七・五度とか三十八度とかです。

ところが、少し世の中が進んで電子体温計の時代になると、摩擦していると「エラー」の表示が出て、この方法ではうまくいかなくなってしまいました。さらなる工夫が必要になったのです。どうしたと思いますか？ホッカイロを隠し持っておいて、その熱で体温を上げるのです。

しかし、このやり方には大きな弱点がありました。それは、体温の微調整が難しいということです。水銀計のようにほど良い体温でとどまってくれないのです。四十五度とか、下手すると五十度に上昇してしまうので、体温計を見たお母さんはビックリです。結局、ホッカイロを使っていたことがばれて、大人をだましてまで学校を休もうとしたと、ひどく叱られる結果となります。

嘘をついた、だました、ということばかりが問題にされがちですが、ホッカイロを準備してドキドキしながら体温計をあてていた子どもの「こころ」にも、切実な事情がありますよね。見えないところで何かが積もっているかもしれません。

さて、この子の「こころの熱」は何度なのでしょう？

私たちは、五十度の値を見た時に、電子体温計が、「体ではなく、『こころの熱』を測定して表示する、『こころの体温計』に変わっているのだな」と想像する必要があります。

体の熱はせいぜい四十二～三度止まりですが、「こころの熱」は上限がないと言ってもいいでしょう。あえて値にすれば、五十度なのです。六十度ということだってありえます。高熱が出た時に体にしてあげるような対応が、こころに必要な場合があります。

「（たとえ人為的に作られたとしても）五十度のこころ」には、人をだましたことを責めるだけではない、なんらかの「助け」が必要なはずだと思うのです。

数値化しにくいことばや表情や行動から、時々、今の目の前のこの子の「『こころの熱』は何度だろうか？」と考えてみることが、助けの手を差しのべる第一歩です。

手作りお守りのすすめ

私は、裁縫とは全く無縁なのですが、子どもと一緒に「お守り」を手作りすることがよくありました。たいてい、治療の一環としてやっていました。

子どもにも大人にも、こころには「守り」が必要です。魔法のランプに出てくるような大魔神はいなくても、目立たないところでそっと助けてくれる「守り」があればいいなと思います。そういう願いを、身近な「お守り」はちょっぴり叶えてくれます。そして、誰かを守ってあげるというこころは、その人を健康にします。自分を守るための「お守りを作る」という行為もまた、こころを守ります。

誰かと一緒に作る「お守り」は、ひとりぼっちの時の味方でもあります。「自分のパワー＋誰かのパワー」も加わっている心強さがあります。

たとえ不器用な出来栄えでも、そのオンリーワンの不器用さがかわいらしいものですし、作り慣れていない人が作ることにも価値が生まれます。使われた労力と時間が、いい記憶としてこころに残ってくれるからです。作っている時の二人の一体感も幸せなものです。

処方箋には、三つの要素が大切だと言われます。時間の処方箋、人という処方箋、希望の処方箋。一緒に作る「お守り」には、そのどれもが含まれています。

私は、自分の子どもたちが小さい時に、一緒に作ってあげれば良かったなあと思います。

2章

親のこころを助ける

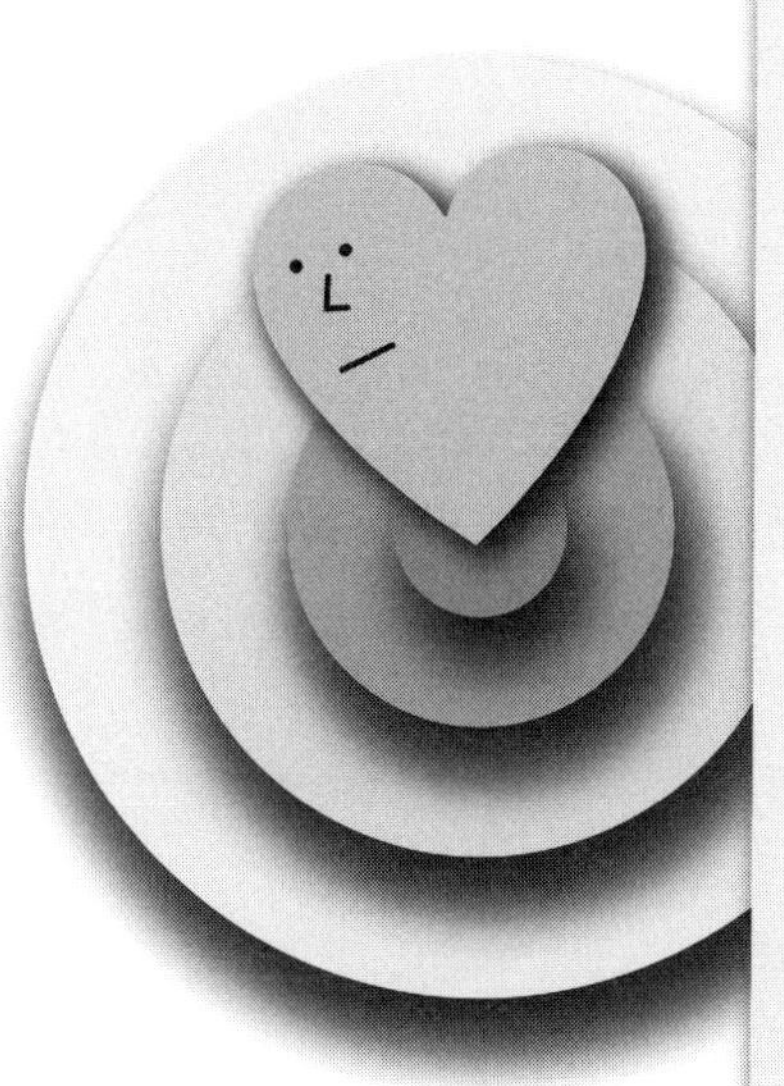

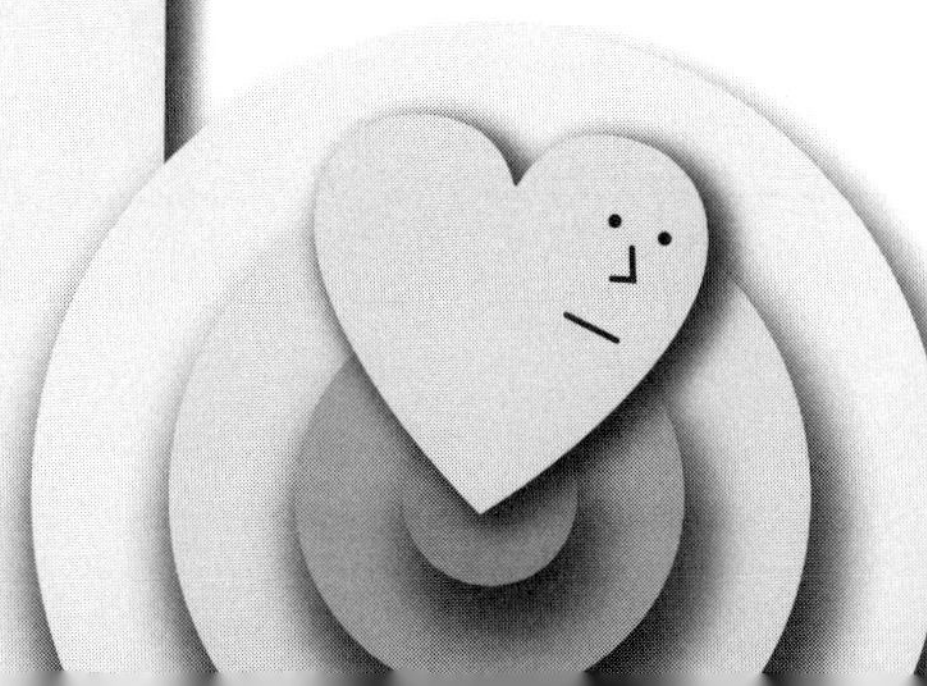

5 親のこころ

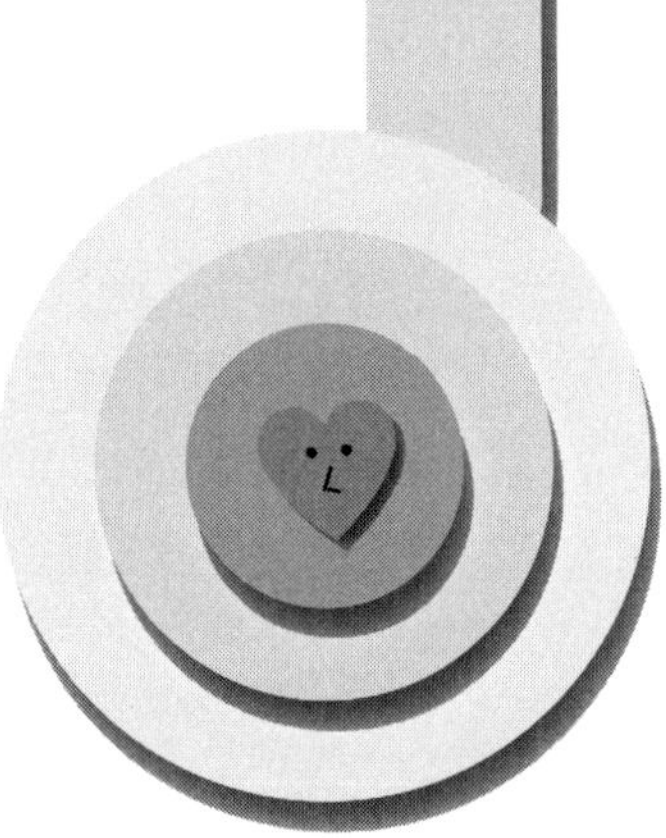

ただ好き

アニマルセラピーということばがあります。アニマルは動物、セラピーは治療という意味ですから、要するに、動物と接したり動物を飼ったりすることで、こころを慰めよう、支えよう、成長させよう、といったことがらを指すことばです。

たとえば、犬を飼います。そうすると、犬、エライわけです。どんなふうにエライかと言えば、飼い主がお金持ちだろうと貧乏だろうと、会社で他の人から好かれていようと嫌われていようと、学校に行っていようと休んでいようと、そんなことには目もくれずに、ほかならぬ「この私」、「この今の自分」をただただ好きになってくれるからです。肩書やら実績やら外見は全く関係なしです。

これは、とても大切なことです。大人も子どもも、「無条件に誰かから好かれる」体験が、時どき必要なのだなーと思います。

自分に自信をなくし、人から好かれるなどということが、今後、この自分にありえるだろうか、おそらくないだろうなと思っていればなおさらです。

犬を飼っている人に、「犬のどんなところがいいですか？」と聞いたら、「話しをしないところです」と答えてくれました。なるほどなるほど、よくわかります。

もし、犬が「ご主人様、大好きです、大好きです、大好きです」と言いながらジャレてきたり、「学校なんかに行っていなくても大丈夫ですよ、大丈夫ですよ、大丈夫ですよ。だから、ガンバレ、ガンバレ、ガンバレ」などと言って励ましてくれたりしたら、「あぁうるさい」と感じて蹴っ飛ばしてしまいそうだと思います（犬にはもうしわけないけれど）。

『大人の赤ちゃん』の時期である思春期は、赤ちゃん時代のように、もう一度、ことばが伝わりにくくなる時期なのです。なのに、私たち大人は、つい「話しをする犬」になってしまっているかもしれません。

「夢を見る大人」のモデル

「親モデル」ということばに代表されるような、子どもが育つ上で必要なモデル、という考えは昔からあるものです。

では、モデル役であろう私たち大人は、今の子どもたちからどのように見えているのでしょうか。たぶん、小学生のある年齢以上の子どもたちは、大人をゲームで言えば「あがった」人間、もはや固まってその先はない人たちと見ているだろうと思います。

わが家の子どもたちも、四～五歳くらいまでは、「お父さんは大きくなったら何になるの？」と、大まじめに質問してくれていましたが、どの子もいつのまにかそういう問いかけをしなくなりました。お父さんはもう大人になっているのだから、今後何かになるということはないと知ったということでしょう。うーん。大人としてはちょっとおもしろくない。

それから、たとえば七夕の短冊の願い事に、大いに迷ったあげく、「まとまった休みがほしい」とか、「温泉の切符がほしい」などと書く時に思うのです。「子どもから見ると、大人はもうたいした夢を見ないと思われているだろうな」、「大人って、つまりそういうもんさと、たかをくくっているのだろうな」と思うのです。

私たち大人の大切な役割の一つは、こういう子どもたちの予想を裏切ってあげることにあると思います。

現実にどっぷりはまった生活に立った上で、夢を見てみせる。それは、テレビのヒーローやアイドルが語る夢とは、また一味違う、「夢を見る大人」のモデルです。「夢を見る大人」が、子どもたちにかっこ良く見えたら、(今も昔も若者がひかれるものは性的なものを別にすればかっこ良さですから)、それは見事な大人のモデルだと思うのです。

今年、短冊に向かう時に、一つ問いかけてみましょう。「本当に本当なのか?これがこの私の夢であり、願い事なのか?本当にそうなのか?これまでの、そしてこれからの、生涯をかけた願いなのか?」と、大げさだけれど。

6 筋——その子のもち味

「ヘタだけど、筋はよろしい」1

励ましや力づけ、慰めが必要そうな子どもに、たとえばこんな励まし方はどうだろうかという話です。

たとえば、剣道を習っているのに剣道が下手な子がいたとしましょう。その子は、「どうせ自分は剣道下手だから」と、練習も不真面目でサボりがち。自信もなくしてしまって、もうやめてしまおうかと迷っています。この子に何か声をかけるとして、もう一度自信をつけさせるようなことば、やる気を起こさせるようなことばがあるでしょうか?

「お前さんはヘタだけれど、剣道の筋はよろしい」と言ってみるのはどうでしょう。できれば、剣道の達人から言ってもらえたら効果抜群だと思うんですけどね。

この、「筋がよろしい」という言い方には二つメリットがありそうです。

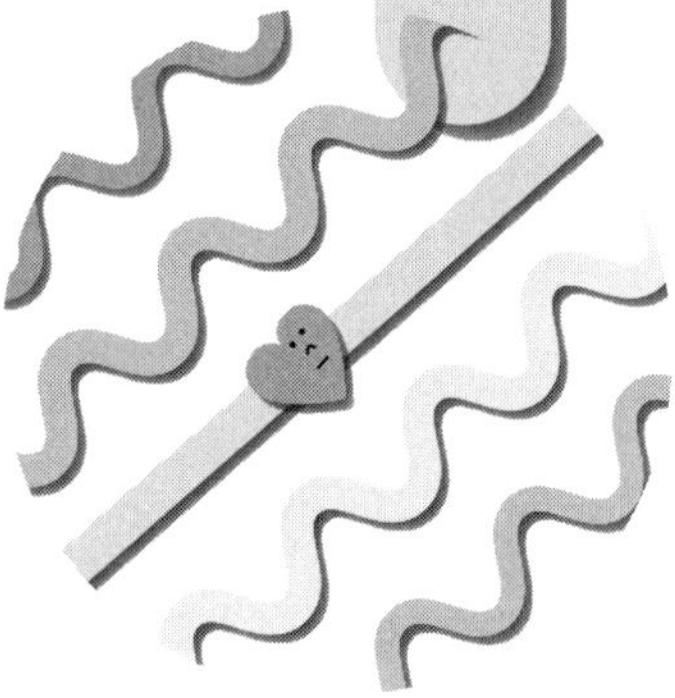

一つは、指導する人が、「もっともっと練習しろ」「ここもダメ、ここもなっていない」と、たとえガンガン叱って指導しても、最後に、「でも筋はよろしい」と言うものだから、指導する人との関係が壊れにくいということがあります。もう一つは（こちらが大切なのですが）、もし下手なまま終わったとしても、「自分はたまたま練習が嫌いだったから結果を出せなかった。でも、剣道の筋は良かったんですよ」と、大人になってからもプライドをもって生きていけそうなことです。

誰にでも、その人その人のもっている「筋」というものがあります。何に正義を感じるか、どんなことにひかれるか、自分の出し方がどうか、我慢の仕方はどんなスタイルか、これは理屈抜きのその人の「筋」です。いいも悪いも子どもは幼稚園生ぐらいになると、だいたい自分の筋で生きていくようなところがあります。その「筋（＝自分が自分であること）」の良さを、ことばにして強調する感じです。

私たちは、できれば上手になってほしいし、より良い未来を生きてほしいので、「まだまだ下手だから頑張れ」とか「そこを直しなさい」とか言いたくなります。ですが、その延長上にさらに問題が続けば、「良かれ」という思いが変形して、やがて「この子は筋が悪い」と決めつけてしまうことさえ起こります。

そういう時にこそ、「たまたま今はヘタだけれど、筋はいいよ！いいセンいってるよ！」と言ってあげたら、どんなに救いになるだろうと思います。

「ヘタだけど、筋はよろしい」2

小学四年生の男の子の話です。その子は、保健室にだけ来て教室には入れません。ところが給食は大好きで、給食の時間だけは教室に行くのです。「今はそこを支持しましょう」と、最初はその方針でみんな納得してかかわっていました。

やがて、給食時間の元気なようすが続くにつれて、「そろそろ給食当番を一緒にしてみたら」と、担任の先生が声をかけたそうです。給食当番は二人一組ですから、その子が当番をしないともう一人の子に負担がかかります。これまで相手の子が一人でやってくれていました。だから相手の子の負担のことも頭にあったし、給食には来るようになったし、「そろそろあなたも給食当番どうかな」と、声をかけたのです。ところが、その男の子は「当番?しなーい」と答えるのだそうです。まだまだ早いのかなと思って、また一定期間を置いて促してみると、やはり当番はイヤだと言う。でも、給食は食べる。

こういうことがくり返されると、担任の先生のこころの中に、「この子はズルイな」という気持ちがふくらんできて、「人の痛みがわからないのかな」とか「何かひねくれているな」というような、そういう気持ちがどうしてもわいてきてしまう。それで担任の先生から、「どんなふうにかかわったらいいでしょうか?」と、相談を受けたのです。

これを「筋」という視点で考えると、男の子は、まだまだ九歳か十歳、本人の行動は要するに「嫌いなことはしない、好きなことはする」というものです。子どもであればあるほど、基本は「好き嫌い」のものさしで動いています。それが自然なことです。これを、子どもの「筋」としてどう見るのかです。子どもが見せる子どもらしさを自然（「筋」はいい）と見ておくと、「イヤだとして、それでどうするの？」という成長課題に、様々な体験を経て、本人なりの答えを出していくものです。やがて、「好き嫌い」以外のものさしも使えるようになります。

給食当番をきっかけに、「この子は自分を出すことができているだろうか？」「好きなことはしたい、嫌いなことはしたくないという子どもの基本を出せているだろうか？」といったことを意識すると「好き嫌い」ベースの言動が、「筋がいい」とプラスの評価になり、意識しておかないと、「筋が悪い」とマイナス方向に評価をつけられてしまいます。早い段階で人格評価を、「筋が悪い」と見てしまうと、ズルくて、人のこころがわからない子どもというレッテルが貼られてしまいます。そして、マイナスの気持ちは一〇〇％伝わりますから、その子との関係がさらにこじれていきやすくなるのです。

子ども時代には、「子ども時代の筋」があると思うのです。そして、「子ども時代がいつまでか？」は個々の子どもによって差があります。「大人の筋のものさし」で一律に評価しすぎないことです。私たち大人は、子どもの未来に責任があります。早期にダメ出しをする係では、ありません。

「ヘタだけど、筋はよろしい」3

逆に、保健室までは来るけれど、給食は食べることができない。でも、もう一人の当番の子に悪いので、給食当番だけはするという子がいたら、「とてもエライね」とほめられそうです。「人のことを考えて行動する子だね」と評価されると思います。

この行動そのものの上手、下手は見方によるでしょうが、この子への評価もまた結果的に、「あなたは筋がいいね」と言うつもりでの評価になっているといいなと思います。

この場面で、「好き嫌い」という「子どもらしさのものさし」が使われていないからといって、「もっと自分を出したほうがいいよ」などと子どもらしさを求めすぎてしまうと、「あなたの筋は良くない」と伝えることになってしまって、本当にその子にかけてあげたいことばからはずれていきそうです。

結局、「あなたの筋はいいよ」ということばは、どの子にも言ってあげたいことばなのです。

Aくんにも Bさんにも「筋がいい」と言ってあげる時、私たちは、筋の基準をいくつにも広げています。時に、AくんBさんに言っていることばは正反対のように聞こえるでしょうが、狙いは「筋がいいよ」と言ってあげることであって、矛盾のない理詰めのことばではないのです。ですから先ほどの剣道の話に戻れば、「ヘタだけど、筋はよろしい」と言いたい、言ってあげたいのです。

「給食当番をしない」ことだけにスポットを当てると、ほめられたことじゃないし、たしかに下手ではあります。

しかし、下手であれば今後少しずつ上手になっていけばいいだけだし、子どもらしさの筋から言うと筋は悪くないのだから、やがて必ずなんとかなっていく。そういう目（確信）をもって育てたいものです。口で言うように簡単にはいかないでしょうが、そんなふうに思います。

いいところがあればもちろんそう言うのですが、「本当の筋はどうなのか？」は実はどうでもいいのです。いいも悪いも、人は誰でも「自分の筋」で生きていくのですから、「あなたは、いいところがないと自分で思っているかもしれないけれど、筋はけっこういいと思うよ」、「その筋のままで進んでいくと、やがてうまくいくよ」と、特に子ども時代には大人が伝えてあげたらと思うのです。

なんでそう思うの？と聞かれたら、「だってそう思うんだもの」と、断言すればいいだけです。理由はないけどそう思う、こういうことは思ったもの勝ちですからね。

7 思春期の子どもの親の役割

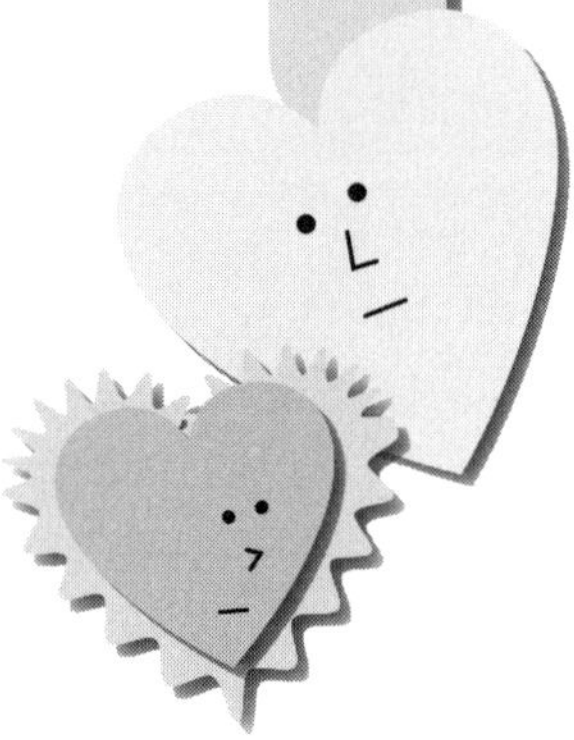

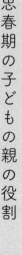

手ごたえ

親の役割、特にお父さんの役割は、抽象的ですが「手ごたえ」と言われています。ここぞという時にきちんと相談に乗る、助けることから、頑固一徹、子どもの話など聞かずに自分の意見を押しつけることなどまでを含んで、「手ごたえ」です。こんな親になりたい、こんな親にはなりたくない、そのどちらの思いもその人をつくっていくようなところがあります。だからと言って、頑固さや一方的な押しつけをすすめているわけでは全くありません。

「自分は、手ごたえになりえているだろうか？」

実は、このことばは、親自身が自分に問いかけることばです。この「手ごたえ」ということばをこころのすみで意識しておくことが、（一つの小さな）コツなのです。

特別なお願い

思春期の子ども、特に男の子を「一人前?」の大人に育てるための親の役割、特にお母さんの役割は、いたってシンプルです。「時々、一人前の大人扱いをすること」です。たとえば、「実は、お母さんは今○○で悩んでいるんだけど、何かいい考えはない?」「この大切なモノを家の代表として届けてきて」「今月わが家はピンチなので、月末までこのお金を預かっておいてくれないかな」と、大人のほうから子どもに助けを求めたり、大切なお願いごとをしたりして「頼ってみる」ということです。

ここで大切なのは、頼っても大丈夫そうな子に、頼ろう、任せようという話ではないということです。この子に任せたら危なっかしい、頼りないどころか絶対無理という子どもを、育てようという話ですから、こういう子にこそ、時々(年に一回とか二回とか)、一人前扱いしてあげることです。

お願いの本気度が大切ですから、少し演出もいるでしょうし、声かけにも一工夫いるかもしれませんが、ぜひやってみてほしいと思います。

お手伝いは、その内容というよりも、「○○には大切なことは任せられないから、簡単な△△でもさせておこう」といった「半人前扱い感」、「助ける輝きのなさ」が、その子のやる気をうばってしまいます。「輝き」は大切です。「特別なお願いの輝き」が子どもを育ててくれます。

距離を近くする

女の子が大人の女性になっていく前の時期に、「もう一度、お母さんとの距離を近くしましょう」と言われます。ここで言う距離は、スキンシップのような体を通したこころの距離です。赤ちゃんが泣いている時に抱っこしてよしよししてあげますよね。いくら優しい響きでも、遠くからの声だけでは足りないことがわかっています。漠然とした不安への「よしよし」が必要なのです。遠くからの声だけでは届けられないモノを、再び届けてあげなければなりません。

でも、目の前の思春期の子どもはもうお母さんより大きいかもしれません、普段機嫌が悪いと憎まれ口ばかりたたいて、かわいげがなかったりするかもしれません。さて、どうやって距離を近くしましょうか。

たとえば、一緒にお風呂に入る（無理かなー）、温泉とかだったら大丈夫ですかね。手をつなぐ（親のほうから「手をつないで」とお願いする必要があります）、後ろからそうっと近づいて抱きしめる（これも無理がありますか?）、こちょこちょする、目隠しをするなどなど、一回でめげずにチャレンジしてみましょう。二人だけで（秘密で）美味しいものを食べに行く、対戦ゲームをする（オセロとかもいいし、実力差が出にくい運に左右されるゲームもいいし、しばらく週一の定期戦ができるといいな）。

親の安定

子どもが育っていく上で、大切な原則を一つあげなさい、と言われたら、やはり「お母さんが安定すれば、子どもが安定する」ということでしょう。

お父さんはどうした？とつっこまれそうですが、子どもは幼ければ幼いほどお母さんを中心に生きています。飛びぬけて一番にお母さんが大好きなのだと言い換えることもできます。お父さんはちょっと離れた二番手なのです。

大人の安定がゆらいでいる場合、それぞれ個々の原因があり、安定したいと思っていても現実のきびしさの前にどうにもならないこともあるでしょう。

ただ、人は、いろんな側面を生きていますから、解決困難な問題をしばし棚上げにして、その問題とは直接かかわりのないことがらをちょっぴり活性化することは可能です。

そうできたら、自分自身の、なんというか、総合点、合計点が少しアップします。この小さなアップが子どもにとって大切だと思うのです。

「親が安定すれば、子どもが安定する」ということばは、一〇〇点か〇点かのことばではありません。今が二十点だとしたらトータルで二十五点にするということにも大きな価値があるのです。

ケアの意味

「ケア」ということばは、もう日本の社会に定着しています。特に、看護や福祉の領域でよく使われていますし、「こころのケア」ということばもよく耳にします。漠然と、「労わる、癒す、支援するために具体的にかかわる」といったイメージでしょうか。

医学・看護の世界では、「病状によってキュア（治す）することができないことはあっても、ケアすることはどんな状態の人にも必ずできる」と教えられます。ちょっと踏み込んで、ケアの本来の意味を知っておくと、よりケアにこころがこもるような気がします。

ケアには、「心配する」という意味があります。「心配」は、人が自分を含めた誰かを（何かを）助けるために備わっている能力です。

あの人大丈夫かな？痛くないかな、困っていないかな、寂しくないかな……と（その人のことを思って）心配する気持ちがあるからこそ、ケアは生きるのです。

「こころのケア」と言う時に、ぜひ、「心配するこころ」を活性化させてのぞんでほしいと思います。

3章

思春期のこころを助ける

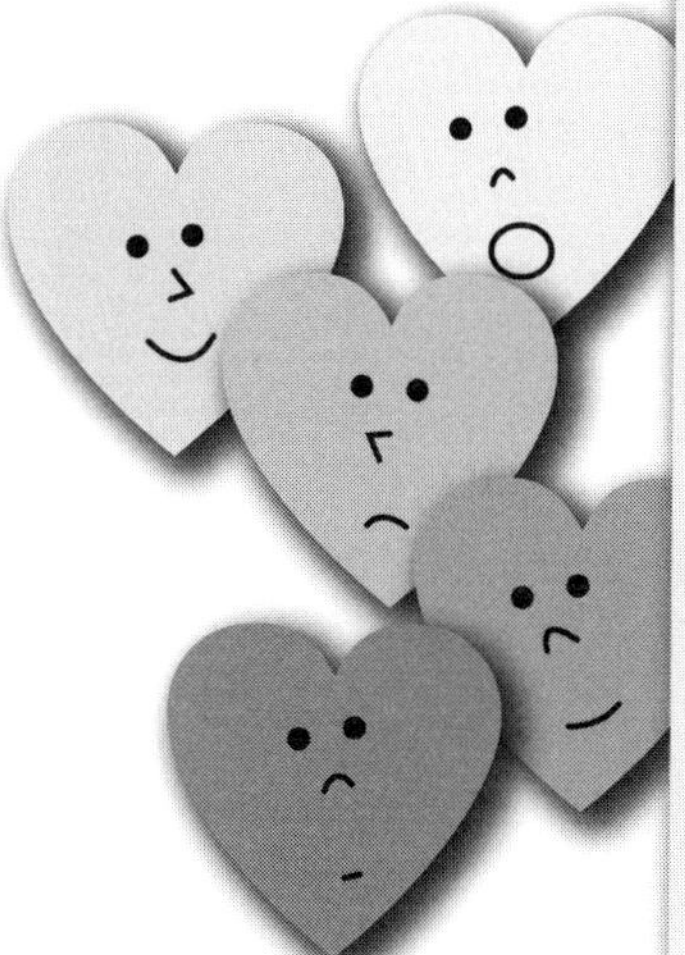

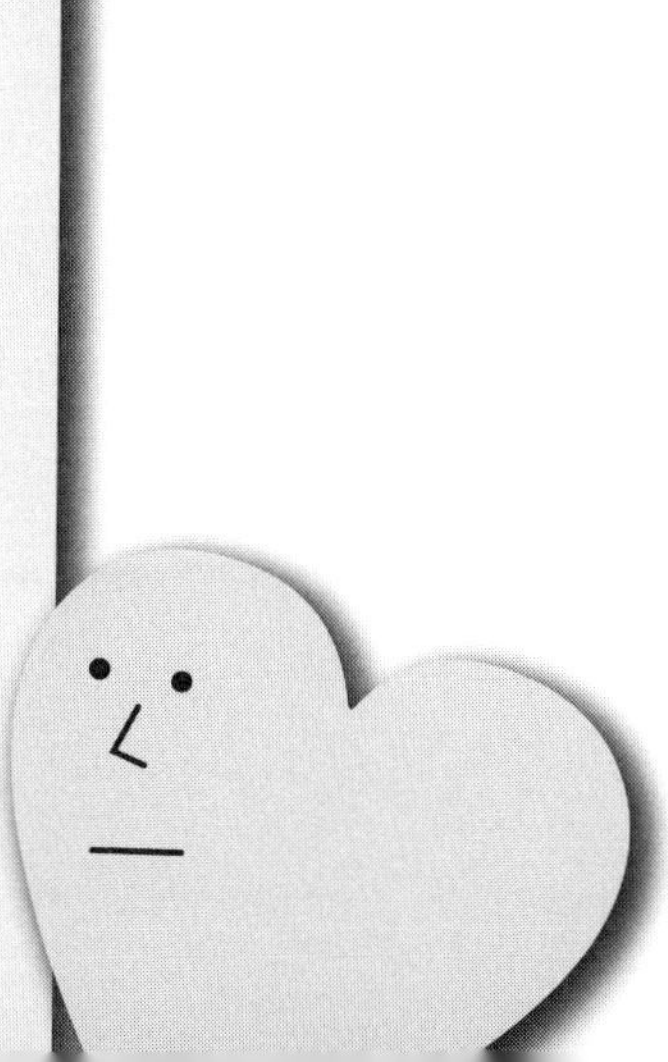

8 それぞれの場面、それぞれのこころ

友だち一〇〇人できるかな？　私に、友だち一人できるかな？

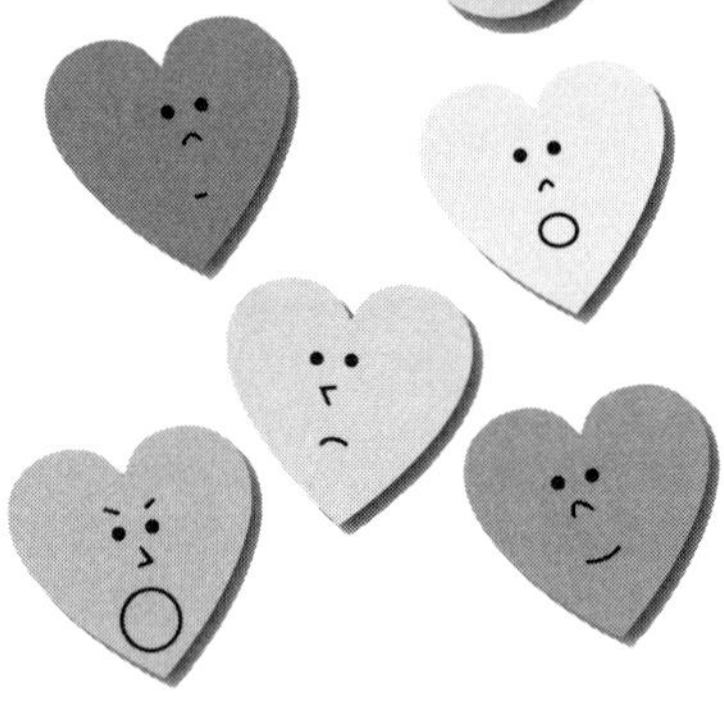

小学校に入学する時、「友だち一〇〇人できるかな」ということばは、「その子の輝く未来がどんどん広がっていきますように！」という願いを込めてよく使うことばです。この時期、未来は無限に開いています。

でも、中学校入学のころにはもう言いませんよね。人づきあいの複雑さを知って、自分への評価ももはや小学一年生のころのように万能感にあふれてはいないということでしょうか。このころになると、切実な願いは、「友だちが一人でもできたらいいな」だったりします。簡単に友だちができる子にはわからないでしょうが、意識すればするほど友だちづくりは難しくなるものです。

さて、小学校高学年や中学生になったみなさん、あなたが友だちがいなくて孤立している人の味方に

なりたいとしたら、どうしたらいいでしょうか？拒絶されたり、無視されると怖いし、傷つくので、簡単に自分からは話しかけることができない人への支援です。その気持ちがわかるからこそ、その子の友だちに立候補したいのです。

「私、小さな友だちになりますバッジ」というアイデアはどうでしょう。

コミュニケーションが苦手な人が、社会に出て、挨拶も返さないと批判されることがよくあります。その具体的な対策として、誰かとすれ違う時用に「こんにちは」「今日もよろしくお願いします」といったかわいいイラスト付きのカードを作っておいて、必要な時にぱっと見せることができるようにしてみるという工夫があります。

これをヒントにした友だちバッジです。「私に、友だち一人できるかな」と不安に思っている人に気づいてもらって、やがてこちらから声をかけてみようという作戦なのですが、どうでしょうね。

バッジかシールに、「私、小さな友だちになります」とあからさまに印刷してあったりしてはいけません。こういうことは元気いっぱいの子に元気に言われると気おくれしそうなので、目立たない、とても小さなシールのようなものを、カバンか筆箱にさりげなく貼っておく感じがいいかもです。

シールを貼った者同士も、「あら、あなたも」と仲良くなれそうな気がしますね。中学生になったら、三年間つけておいてみませんか？高校生になっても必要な気がします。

目立たずに、そうっと流行るといいなー。

一色の夏

私の夏とあなたの夏、今年の夏と去年の夏は、相当違った夏であるに決まっています。

しかし、中学生や高校生にとって、夏休みは（夏休みでさえも、というべきでしょうか）、どうやらそのようには用意されていないようです。

子どもたちに用意された夏を少々大げさに素描すれば、次のようになります。

長い夏休みの間に、だらけた生活にならないように、怠けないように、遊びぐせがつかないように、たくさん宿題を出しておこう。できればバランス良く学習させるために、全ての教科で課題を出しておこう。もちろん、受験に必要な主要教科は、いっそうの強化を狙った課題にしてあげよう。それだけではまだ心配なので、夏休み明け早々に実力テストをもってきて、気を引きしめておこう……。

これが、大人が（学校の先生がではありません）、子どもたちのために良かれと思って用意した夏です。私の夏とあなたの夏は、限りなく似かよってしまいそうです。

そして、そうなってしまえば、私の夏とあなたの夏は、優劣がつけられてしまいます。だらけた私が負けで、だらけなかったあなたが勝ちです。

ひと昔前、三十日以上学校を欠席している中学生が六十人に一人の割合にも達していて、増加傾向に歯止めをかける有効な手立てがないのが現状だと文部省から発表されていました。令和三年度の文部科学省の統計によれば、不登校関連長期欠席の小中学生は全国で約二十五万人。九年連続で増加しています。

そこで、提案です。少なくとも夏休みの宿題と、休み明けの実力テストを廃止したらどうでしょう。不登校の対策のためという狭い狙いからではなく、「もっと大切なことが、夏休みには、そして世の中にはあるのですよ」という人生の哲学を大人として子どもたちに本気で教えることを狙って。

うーん、でもおそらく、「夏休ミノ宿題ヲ禁ズ。破ッタ者ニハ重イ罰ヲ科ス」という法律でも作らないことには、実現しないだろうなー。

キレるライオン

一頭のライオンがいます。私たちは、快適な住居を用意し、食べ物も豊富に与えます。ライオンは満足します。

ライオンが、何日も、何カ月も、あるいは何年も、そういう生活を送ったあとで、私たちはライオンにささやきます。

「さぁ、そろそろライオンらしさを見せておくれ」

「草原で狩りをして、野生の力を見せておくれ」

「さぁ、早く」

「さぁ」

でも、満足しているライオンは、たぶん、私たちのことばを無視するだろうと思うのです。「よし、わかった」とすぐ狩りに行くようじゃ、なんだか自然の掟というものに反している気がします。

無視するライオンに、私たちは要求を続けます。根気よく、耳元でことば優しく。「さぁ、ライオンの本分を見せておくれ」。やがてライオンがどうするか？

少し大風呂敷を広げれば、今の時代、私たちは、ずいぶん難しい位置に立っているのだと思います。

いわば、「キレるライオン」の時代なのです。

ライオンが、私たちのことばにキレないための方法は二つ。一つは、エサをやらないこと。そうすれば、わざわざ人から狩りに行けと言われなくても、よしんば禁止されたとしても、キレずに獲物を狩りに行くに決まっています。

もう一つは、ライオン自身も今までに経験したことのない、全く新しいライオンとしての生き方を私たちが認めて、狩りをすることを求めないことです。

豊かさを与えるのなら、野生の力を求めない。野生の力を発揮してほしいのなら、豊かさを与えない。

しかし、私たちは二つを求めています。豊かさと、野生の力と。しかも、キレるライオンを恐れながら。テレビで、「ムカつき、キレる今の子どもたち」、と聞くたびに、こういうことを思います。

正しい食卓

中学生の男の子をもつお母さんから、「うちの子は最近、とても不機嫌で、疲れているのか話しかけてもろくろく返事もないし、はてはウルサイ！と怒鳴るしまつです。よっぽど学校がストレスなのでしょうか。こういう場合、親はどうしてあげればいいのでしょう」と相談されました。

くわしいことはわかりません。学校の内外で様々なことがあるのだろうと思います。原因を見つけて解決できれば一番いいのでしょうが、本人にいくら聞いてもとりつくしまがないようなのです。しかも、わけもなくただただ不機嫌ということだって大いにありえそうです。

こうなると、お母さんとしては原因の探求型解決ではない解決手段をとるしかありません。え？そんな方法があるの？「あるのです」。

思い出してください。まだ私たちが中学生だったころ。学校でイヤなことがあって家に帰ると、テーブルの上に大嫌いなオカズがドーンと置かれてあった日のことを。もう、なんというか、行き場のない腹立ちが爆発して、不機嫌度三倍増でしたよね。責められるいわれのない母親に、思いっきり八つ当たりしたものです。

反対に好物が出ていると、「おっ、今日はカレーライスだ！」と、嬉しくなり、学校でのイヤなことが薄められて、結局その日は、終わりよければ全てよし、という一日になったことも多かったように思います。

子どもの中に、ストレスや疲れや不機嫌や悲しみや怒りや、これまでと違う気配を見つけて気になったら、夕食にカレーライスを何日か続けて出してみませんか？

野菜サラダ抜きの、ラーメンのおまけがついたスペシャルカレーセットならもっといいな。たぶん、どんな立派なアドバイスよりも有効です。

体や脳に良い、栄養学的に正しいバランスのとれた食事よりも、正しくない食卓のほうがこころにはいい、なんて、なんだか救われる話でしょう？

黄金の髪

幼少期にはほとんど、大人でもあまり問題にならない、しかし思春期の子どもたちには時として大いに問題となるのが、服装・頭髪です。大人の目から見れば、服装・頭髪は「身だしなみ」の対象です。学校などでは、指導・取り締まりの対象でさえあります。

では、思春期の子どもたち自身にとって、服装・頭髪にはいったいどんな意味があるのでしょうか。

思春期は、体の成長が急激に進む、変化の時期です。しかし、思春期の特徴は、体の変化だけにあるのではありません。むしろ、変化に引き続いて訪れる変化の終結・固定の中にこそ、思春期の意味があると言ってもいいほどです。子どもたちには、変化の方向や終わり方への選択権はありません。固まりつつある自分の身体的特徴を、希望や意思や努力の届かない運命として引き受けていく他に、大人になる道はないのです（運命だなんて割り切れないからつらいんですけどね……）。

ある少年は、背が高いという特徴をもち、ある少年は背が低いという特徴をもちます。もはや小学生のころと違い、「そのうち大きくなるさ」ですまされる時期を通り過ぎつつあるのが思春期です。どの体で大人を（これからの人生を）生きるのかが、はっきりとこころに突きつけられます。

この時期の子どもたちにとって、背が高い・低い、色が黒い・白い、ニキビが多い・少ない、鼻が高い・低い、体毛が濃い・薄いなどといった身体的特徴が、単に身体的問題にとどまらず、実は大きな心理的意味をもつことを、大人の私たちは忘れてはなりません。鼻の低い人は、鼻の高い人よりも、人格的にも自分が劣っているかのように感じてしまうかもしれないのです。

「たかが鼻の高さではないか。誠実でこころの美しいことに比べればとるに足らないことではないか」という大人の慰めや励ましのことばは、なかなか子どもたちのこころには届きません。そういう心境に達するまでには、あと何年も自分をつくるための試行錯誤と、なんらかのあきらめが必要なのです。

今の自分の身体、今の自分の境遇、今の自分に対する周囲の評価などを受け入れがたく感じている子どもたちの一部にとって、服装やヘアースタイルは、「負けるもんか」という自分を主張する自分の代表です。そこにだけは、自分の意思が入り込む余地があるわけです。「より良い自分になりたい」という意思です。

どうかみなさん、街角で、学校で、家庭で、大人の目からは問題の服装や頭髪に出会った時は、（必要があって注意や指導をするとしても）その一点だけに象徴的に現れたその子の、大人になるためのあえぎと、現実に押しつぶされまいとする不屈の魂を読み取ってください。そして、こころの中で「お前さんも苦労してるなあ」、「負けるな」、「頑張れよ」と言ってあげてほしいと思います。ただし、いきなり声に出して言わないことがコツですからね。

9 未来

幸せの三つの形

【子どもが一通りでないように、もちろん大人も一通りではない。一人ひとりが考える幸せの形も違う。だから、大人の数だけ幸せの形はあるはず】

そうなら、私に、幸せのたくさんの形を教えてください。私は、もうすぐ高校を卒業します。でも、それから先、自分が幸せになれるのかどうか、あまりうまくイメージできないのです。親や学校の先生は、迷わずにとりあえず大学に行っておきなさいと言います。それが幸せになる道なのか、ただ不幸せにならないための道なのか、よくわかりません。今さらこんなことを口にすると、心配

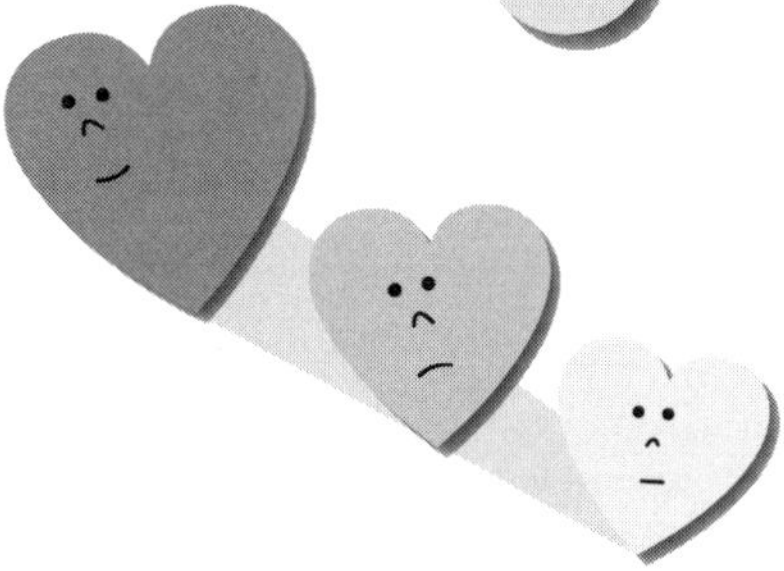

をかけそうだし、クラスの友だちから暗いとか言われそうだから、誰にも話しません。話さないのだけれど、話さなくてもすむ形で、私に、幸せについて教えてほしいのです。

私は、お母さんやお父さんや先生方は幸せなのだろうかと時々考えます。なぜって、ごめんなさい、あまり楽しそうには見えないからです。いつも疲れたような顔をしているし、怒ったようにも見えます。自分の幸せはあるのですか？ありますよね。絶対あるに決まっていますよね。私にそれを教えてください。

私たちが、卒業の時に文集を作るように、親ごさんや先生方が私たちのために文集を作ってくださったらな、と思います。タイトルは、「私の三つの幸せ」。

一つだと、建前的なおりこうさんの幸せの話になってしまいそうだし、二つだと、一つ目の幸せを裏返しにしただけになってしまうかもしれないので、必ず三つ書いてください。私たちに良かれという幸せではなくて、ご自分にとって、これが幸せと思う本当の三つを、ぜひ教えてください。

校長先生や、進路指導の先生や生活指導の先生。それから話しをしたこともない先生。A君のお父さんやBさんのお母さん。そして私の父や母は、どんなことを幸せと考えているのだろう。どんな幸せの形を抱いているのだろう。

私は、しばらくその多様な形を、ゆっくり眺めていたい。時々引っ張り出してきて、何度でも読み返してみたい。そうやって大人になりたい。

「お母さんは、なぜ私を産んだりしたのだろう。なんのために私は生きる必要があるのだろう。規則を守ったり勉強したりすることで用意されるであろう未来は、私には想像もつかないし、いらない。誰も信じないし、信じるということがどんなことかわからない。だから、学校の先生とはケンカばかり。クラスメイトからは宇宙人と言われる」。

わけあって、おじいちゃんと二人暮らしだったA子さんは、施設に入所することになりました。もはや大人の手に負えないというわけです。施設に入ってからも様々なトラブルが続出します。周囲の人はヘトヘトです。A子さんは未来をなくしていますから、「将来のために」というどんな指導や助言や優しさも、全て空振りです。

やむなく、A子さんの担当の職員は、「未来」とか「勉強」とか「積み重ねの努力」といったことがらを一切棚上げして、その日その日、瞬間瞬間にひたすらつき合うことに決めました。もうすり切れたからです。

そうしたからといって平穏な日々が訪れるといったわけではありません。新たな困難の連続です。どの問題も、時間と労力を要する、正解のないものばかりです。

一口につき合うと言っても、休み用のプログラムを作って、それにそって生活するという単純な話ではないのですから、正直、全てを投げ出したくなったり、本当にこのままでいいのだろうかと自信をなくしたりするのです。

A子さんの未来は、ますます見えなくなっているかのようです。

そういう中でも、毎日、食事はしなければなりません。昼食は、施設に残った数人の子どもたちと職員だけです。毎日自分たちで作ります。

A子さんは、「今日はお好み焼きが食べたい」と言い出します。ま、それでもいいかと思って、一緒に買い物に行き、一緒に作ります。見かけは悪くてもけっこう美味しかったりします。A子さんは、人の苦労も知らないで、「明日はたこ焼きがいい」と言います。そうね、たこ焼きにしようか。じゃあさってはホットドッグ。うんうん、そうね。

そういうやりとりの中で、まるで奇跡のように、小さな未来が復活していきます。

「明日○○が食べたい」という、ささやかな、しかし、確固とした未来が。

ギリギリ

ある肥満の女の子が、極端なダイエットを始めました。二カ月で十五キロやせるのだと言います。そのために、水しか飲まないと決めたと言うのです。はや一カ月が過ぎ、七キロやせました。ほとんど水分しか口にしない一カ月でした。

親や学校の先生は、とても心配して様々なアドバイスをします。「少しくらい太っていても大丈夫さ」、「今のやり方では体がまいって重い病気になるよ」、「ゆっくりやせないと反動がくるって言うよ」、「食べながらやせるという方法が一番だよ」などなど。どれもが正しいアドバイスです。

しかし、女の子は強く反発します。「私にはもう、このやり方しかないの」と言い、「十五キロやせることができるかどうかに自分を賭けている」と言うのです。なんとまぁ自分をギリギリまで追い込んだ賭けだろうと、それしかないことがまわりを一層不安にします。

緊急な医学的介入を要する事態ではないと仮定して、今のこの女の子に伝え得ることばがあるでしょうか。

正解などあるわけもないのですが、一つの考えとして、大人の正直ないくつかの気持ちを、スマートに整理された正しいアドバイスに変えないで、矛盾は矛盾のままでそのまま伝えてみるという方法があります。

　この場面で言えば、「今のやり方をとても心配している」という気持ちと、「十五キロの減量をぜひ成功してほしいと祈るように思っている」という一つの気持ちを、どちらも必死で伝えるのです。「心配している」「でも達成してほしい」「でも心配している」「でも達成してほしい」。「でも……」と伝える。そこに、「共感という困難な花が開く素地が生まれるかもしれない」と考えるのは、楽観的すぎるでしょうか。

　続けて、「今のあなたのやり方で本当に困って、どうしてもダメだと思った時は、必ず助けを求めておくれ。それだけがたった一つの約束」と、指切りをしたい気がします。女の子のギリギリの思いに重ねるつもりの、だからどうしてもゆずれないギリギリの指切りです。

ひとりぼっちの人の味方になるアイデア集

「命の大切さを知る」、「いかに地域で共生するかを考える」などと大上段に構えると、なんだか難しそうです。立派な意見が求められているように感じて、発言しにくそうですよね。でも、「ひとりぼっちの人の味方になるには何をしてあげれば良さそうか?」というテーマだったらどうでしょう。ハードルが下がって身近に考えることができるかもしれません。

話し合いのテーマは、イメージが喚起されやすいものにすることがコツです。一つの正解を導くための話し合いではなく、一番も二番もない、ただアイデアをあーだこーだと無責任に出し合う場は楽しいものです。「ひとりぼっちの人の味方になる」ためのアイデアは、たとえば、小二や小五、中二、保護者会、老人会などなどの集まりでは、どんなアイデアが出てくるでしょうか。各年代からの具体的なアイデア集があると役に立つような気がします。何より読んでみたくなります。話し合いを組むこと自体に意義があるかもしれません。家庭ではちょっとできませんから、小グループで、時々発想の自由さ、柔らかさ、面白さ、美しさに価値を置くワンテーマの話し合い(アイデアの出し合い)がある世の中って、なんだかいいなと思います。

話し合いや会議は、「出席者にとって、絶対に当てられないことが保障されていて、他の人の意見をただ聞くだけのポジションが、一番、精神衛生にいい」と言います。「ひとりぼっちの人の味方になるためのアイデア」をただただ聞いていると、それだけで自分が救われそうな気がします。

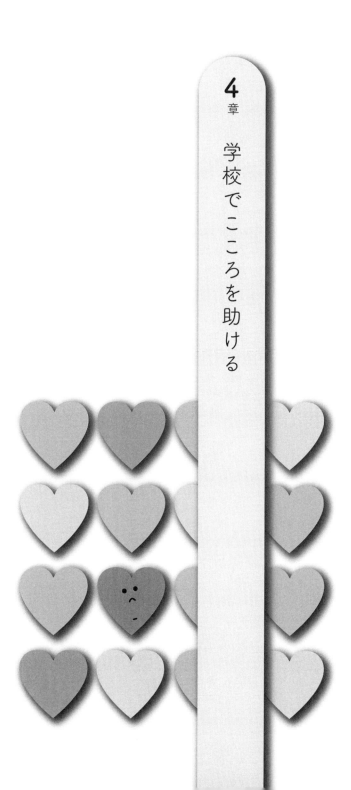

4章

学校でこころを助ける

10 一対一の関係

集団が苦手な子

「集団の中に入るのがどうしても苦手」な子どもがいます。その背景はいろいろでしょうが、実際は集団が苦手というよりも、一対一の関係をつくることや、つくった関係を安定して維持することが苦手なことがけっこう多いものです。なので、集団が苦手だから集団の中に入れて慣れさせようとする試みは、あまりうまくいきません。高所恐怖症の人に、慣れて克服させようと高い場所に行かせるようなものので、ますます高い場所を怖がってしまうという悪循環に陥ってしまいます。

「集団の中に入る」あるいは「集団行動」は、子ども時代、特に学校時代に目標とされがちです。あたかも集団に入れないと世の中で生きていけないかのように重きを置かれています。しかし、中には、そもそも（一人の）人と自分は関係がつくれるだろうか、友だちができるだろうか、という不安が強くて

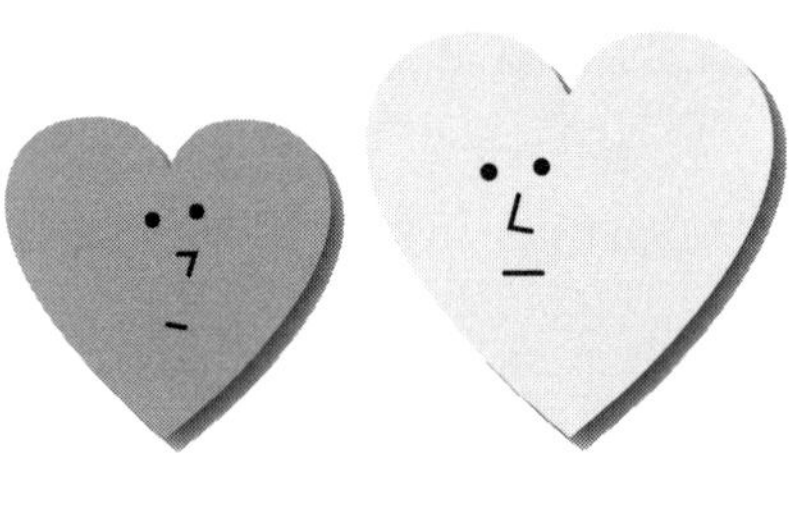

（恐怖感さえ強まって）集団に入れない場合があります。ややニュアンスが違いますが、「集団が気持ち悪い（生理的に受け入れがたい）」と表現する子もいます。先にあげた高所恐怖症の人が高い場所で経験するような感覚を想像してみれば理解しやすいかもしれません。

蛇足ながら、集団が苦手な子、友だちができるかどうか不安な子（絶対にできないと確信している子もいます）になされがちなアドバイスに、「まずあなたから積極的に声をかけてみたら」があります。これは、アドバイスしているように見えて、結局は、「勇気を出して一歩を踏み出しなさい」という精神論と同じです。困っている不安な子には、助けになりにくいものです。

それでもたいていの子は、生真面目に勇気を振りしぼって、大人から言われたことを一度や二度は試しています。しかし、「おはよう。昨日は何をした？」と誰かに声をかけて、そこで話が途切れた時のひとりぼっちの感じは、話しかけなかった時のひとりぼっちより、もっと耐え難いようなところがあります。

このアドバイスにも、「自分が強くなることが必要」、「弱いままでは生きていけない」という大人側の人生観、世界観が表れています。大人は、経験則から身につけた成功のための（失敗しないための）考え方を変えることがなかなかできません。

しかし、時と場合によって変える（広げる）ことが求められていると思います。ここぞという場面で、「集団に入れなくても生きていけるよ」と言ってあげられるようにもなっておく必要があるからです。

「集団の中に入るのがどうしても苦手」な子どもには、「集団参加」ではなく、まずは「一対一の関係がつくれるかどうか」が優先テーマなのだな、という大人側の意識がとても大切です。子ども同士の関係をあまり狙いすぎず、一人との関係の一人には、「大人がなる」という考えがまずは必要です。

子ども同士というのは、相手も子どもですから、くっついたり離れたりいろいろです。大人が、「あの子のことよろしくお願いね」と頼んでも、うまくいくかどうかはあらかじめ計算が立ちません。一人の大人（担任の先生でもクラブの先生でも養護の先生でも）が、その子どもと一対一で過ごす時間を定期的にもち、大人が十分に配慮しながら、関係をつくっていくことが大切な目標です。

一対一の関係をつくるというとすごく難しそうに聞こえますが、ほんのちょっぴり仲良しになれるかどうかが当面の目標です。狙ったからできるといった簡単な話ではありません。大人側の、関係をつくることが得意か苦手かという課題もあります。しかも、得意だからうまくいくというものでもなく、苦手同士だからこそ仲良くなれるという場合も多いものです。

結局どうしたらいいの？ということになってしまいますが、「傷つかないコミュニケーション」の積み重ねを保障してあげるのです。乳幼児期・子ども時代に、発達上必要な「傷つく」という課題はちょっと横に置いています。傷つかずに（葛藤や、不安や、落ち込みや、怒りや混乱や……などなどなしに）獲得できる力やスキルなどない、と言っても過言ではないのですが、すでに傷ついている場合、あれもこれもと欲張らず、シンプルにしぼった課題にすることが大切です。

「傷つかないコミュニケーション」を、しぼればしぼるほど、お母さんと赤ちゃんのコミュニケーションに近づいていくので、そのイメージに重ねることです。お母さんは、赤ちゃんのあどけなさにひかれて、努力せずとも「傷つかないコミュニケーション」を実践できますが、「あどけなさ」に頼れない年齢の場合、大人側の一定の努力が必要です。

「傷つかないコミュニケーションをしばらく積み重ねてみませんか？」というフレーズを、通院患者さんに心理療法（カウンセリング）をすすめる時によく使います。

思っている以上に、年齢、男女を問わずうなずいてくれる人が多いのです。この人は、会話も上手で人当たりもいいなと思っていても、意外に傷つかないコミュニケーションの積み重ねを望んでいたりします。それほどに、人は対人コミュニケーションに疲れていたり、傷ついたりしているということかもしれません。

11 うそをつくこころ

うそをつくこころを助けに行く

子どもの心身の症状や、一見問題と見える行動は、「問題解決への入場券」という考え方が昔からあります。入場券ならば、目の前の心配な行動や発言は、なんという名前の（どんな中身の）入場券なのだろうか？と考えることになります。なんと書かれてあるのでしょうか？たいていの入場券には、「助けてください」と書いてあるような……。

さて、「この子はうそをつく」と、レッテルを貼られてしまった子どものこころの中に降りて行けたら、何が見えて、どんな助けが必要なのかがわかるでしょうか？個々の事情はあるでしょうが、まずは、こころの中に降りてみないと始まりませんよね。

「うそをついてばかりの子を、うそをつかないようにするには？」と考える前に、「うそをつく（つかざるをえない）こころを助けに行くには？」と考えてみることが大切です。

正面切って、「うそをつくことは良いことですか？良くないことですか？」と子どもに問うと、三、四歳の子どもでも、「良くないことです」と答えます。社会的なルール、規範はすでに習っているのです。なのに、うそをつかざるをえないとしたら、こころはたいへんだろうな、と考えたくなります。

あとで必ずバレるとわかっている見え見えのうそ。その場しのぎのうそ。後先を考えずにしのがなければならないその場って、理屈で追い詰められる場なのでしょうか、人格を否定されるような耐えがたいことばに満ちているのでしょうか、広い意味で暴力的な恐怖の場なのでしょうか、あるいは、自分のために誰かが（たとえば母親が）ひどく責められる場なのでしょうか、いろいろあると思います。

つなぎとめておかないと失ってしまいそう、ひとりぼっちになってしまいそうという不安に押しつぶされている可能性や、誰かを守ろうとしている可能性だってあります。

ちょっと話がそれますが、「雪博士」と呼ばれた科学者・中谷宇吉郎に、「雪は天から送られた手紙である」という有名なことばがあります。博士のところに小学生から、「雪と友だちになって世界中の子どもたちと遊びたいな」というファンレターが来たそうです。私の中で、雪と入場券の話はセットになっていて、いつも同時に浮かんできます。

表立って助ける

ある学校で、校舎の壁に【○○死ね】と大きく落書きがされたことがありました。生徒の○○さんは、ショックでひどく取り乱して大騒ぎとなりました。もちろん誰が書いたのかが問題にされ、いろいろなレベルの聞き取りが行われ、○○さんへのこころのケアも開始されましたが、同じようなひどい中傷の落書きが何回か続きました。そういう中で、書いたのは○○さん本人ではないか、という情報が寄せられたのです。

ここで簡単に、「本当はあなたが書いているのではないですか?」と問うわけにもいきません。しかし、時が経てば経つほど、先生方も「書いたのは○○さん本人」と確信していきます。その先生の一人から、「どう対応すればいいのでしょうか?」と相談を受けました。

○○さんの行為は、「うそ」には違いありませんが、崖っぷちに立ったような捨て身の行為です。うそをつく非を責めて、「うそをついてはいけない」と指導して解決するようなことでもありません。○○さんのこころをさらに追い込んでしまいそうです。「うそをつくこころをどう助けるか」が胸元に突きつけられています。

そこで先生方と私は、【○○！死ぬな！】【○○！味方だからね！】と、校舎の壁に大きく落書きしてみるのはどうだろうかという話になりました。誰が書いたかわからないようにして、「学校内に、○○さんの味方がいるのだ」ということを伝えようという試みです。

自分たちだけが正しい安全な場所にいて、そこから崖っぷちに立った人を助けようとしても、その手はなかなか届かないので、崖のほうに一歩も二歩も踏み出す必要があるように思うのです。

自分が落書きしていることを知っている○○さんは、その落書きを見てどう思ってくれるでしょうか？少なくとも、【○○死ね】という落書きは必要でなくなる気がします。

「あなたがうそつきではないことはわかっているよ」とも言ってあげたいのですが、こういう時はいっぺんに欲張らないことが鉄則です。

その後、実際に先生方が校舎の壁に大きく落書きしたのかは残念ながら聞く機会がなかったのですが、そうっとではなく、おおっぴらに助けることが必要なこともあります。

12 そうっと助ける 1

そうっと助けてください 1・ホームルーム

児童思春期外来にやってくる子どもたちによく聞いてみる質問の一つに、「もし、助けてもらうとしたら、どんなふうに助けてほしいですか?」というものがあります。見事にほぼ全員が、「そうっと助けてほしい」と答えます。おおごとにしてくれるな、騒いでくれるな、自分が助けられているということを他のクラスメイトがわからないように、そうっと助けてほしい、と言うのです。「じゃあ、そうっとでなかったら、二番目の方法としてはどんなふうに助けてほしい?」と聞くと、「それならほっといてくれ」という答えがほとんどです。

どんなに苦しくても、そうっとでなかったら助けはいらないというぐらいに、「そうっとかどうか」は、助けられる側の多くの人にとって最優先のものさしなのだということになります。

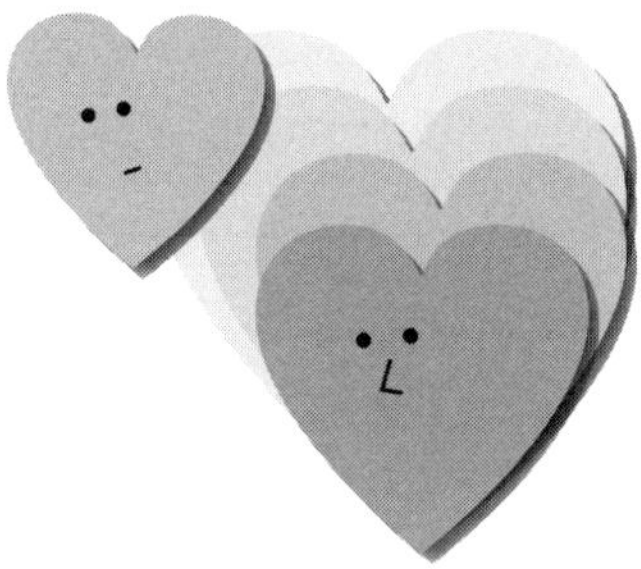

「そうっとじゃない」助け方の例を一つあげてみます。

A子さんは、長く学校を休んでいます。「A子さんをどうやったら救えるか」を、みんなで話し合うホームルームが開かれました。もちろん、A子さんはその場にはいません。やがて、「この前あなたのことでホームルームが開かれたよ」という情報が、友だち経由でA子さんに伝わりました。それを聞いたA子さんは、家庭でたいへん大泣きして大荒れし、「とうとうこれで私はみんなの中に入れなくなった」と、その後随分こじれました。実際にあったことです。

高校生や中学生くらいの人たちにとって、「自分の知らないところで自分を助けるためのホームルームが開かれている」というのは、「あー嬉しい。良かった」と単純に喜べるようなことではないのです。きっと、非常に複雑な、つらいような、情けないような、恥ずかしいような、腹が立つような、叫びたいような、消えてしまいたいような気持ちなのです。

みんなは善意で話し合うんですけどね。「なんとかしてあげよう」、「クラスの力でなんとか助けてあげよう」という気持ちからのホームルームです。でも、なんだか「そうっと」ではありませんよね。

助ける側は、自分たちの善意が、相手にとって「そうっとと受け止めてもらえるのか、そうじゃないのか」に、繊細である必要があります。

そうっと助けてください　2・教室の授業

「長く学校を休んでいた生徒が、久しぶりに学校に来ました。教室にも出て授業も受けると言います。授業というのはたいてい席順で当てたり名前順で当てたりしますから、そういう時、その子を当てることが配慮なのか、当てないことが配慮なのか迷います。どちらがいいのでしょうか？」と、学校の先生からよく質問を受けます。

「学習がずいぶん遅れているだろうから、遅れていることがその場で目立たないようにその子を飛ばして当てようか？でも、そうすると今度は飛ばして当てるということがその子にとっては特別扱いされたようで逆につらいのかな？でもやっぱり、わからずに立ち往生するほうが苦痛ですよね、うーん、どっちがいいのでしょうか？」という質問です。

先生方のこころは、「配慮してあげたい」ですよね。せっかく思い切って登校したのだから、なんとしても配慮してあげたいのです。

さて、どうしたらいいでしょう。ここに、「そうっと助ける」というものさしをあてはめて考えると、私の考えつく答えはもう一つしかありません。

それは、「授業中誰にも当てない」という助け方です。誰にも当てないで授業をすれば、当たらないということが目立たないし、当てられて立ち往生する場面も生じません。「そうっと助ける」というのは、こんな感じです。

ただし、そのためにはある種の覚悟が必要になります。「授業中誰にも当てない」は、いつもの授業の進め方に支障をきたすでしょうし、当てないで授業をするという授業上の工夫を求められます。今後ずうっと当てないで授業をするわけにはいかないでしょうが、しばらくの間は工夫が求められますよね。手間もかかるし、他の生徒の迷惑になる？かな？しかし、「授業の進め方はそのままに、配慮もする」という都合のいい方法は実はないのです。

私は、先輩医師に「覚悟のないところに治療はない」とよく言われました。どの領域にも同じような側面があるのだと思います。当ててもそうっとじゃない、当てなくてもそうっとじゃない、でも、みんなに当てないと「そうっと助ける」感じ。

13 そうっと助ける 2

葉っぱの葉書

ある高校二年生の女の子の話です。ほぼ一年の間、学校に行けないどころか外にも全く出られないでいましたが、いくつかのタイミングが合って、私の外来に通って来るようになりました。そして、何回か会ったあとに、その子に質問をしてみたのです。「もし、日本のどこかにあなたと同じ高二で、一年間外に出られない女の子がいるとしたら、あなただったらどんなふうに励ましてあげますか？」。

その子は、しばらく考えて、「私だったら、毎日葉書を出します。でも文字は一言も書きません」「葉書には葉っぱを一枚だけ描いて、色を塗って出します。それを一年間続けます」と答えてくれました。なんのことかなと思ってもう少しくわしく聞いてみると、「葉書を順番に並べたら、外の季節の変化がわかるように、毎日少しずつ色を変えて一年間出し続ける」と言うのです。そんな方法考えてみたこ

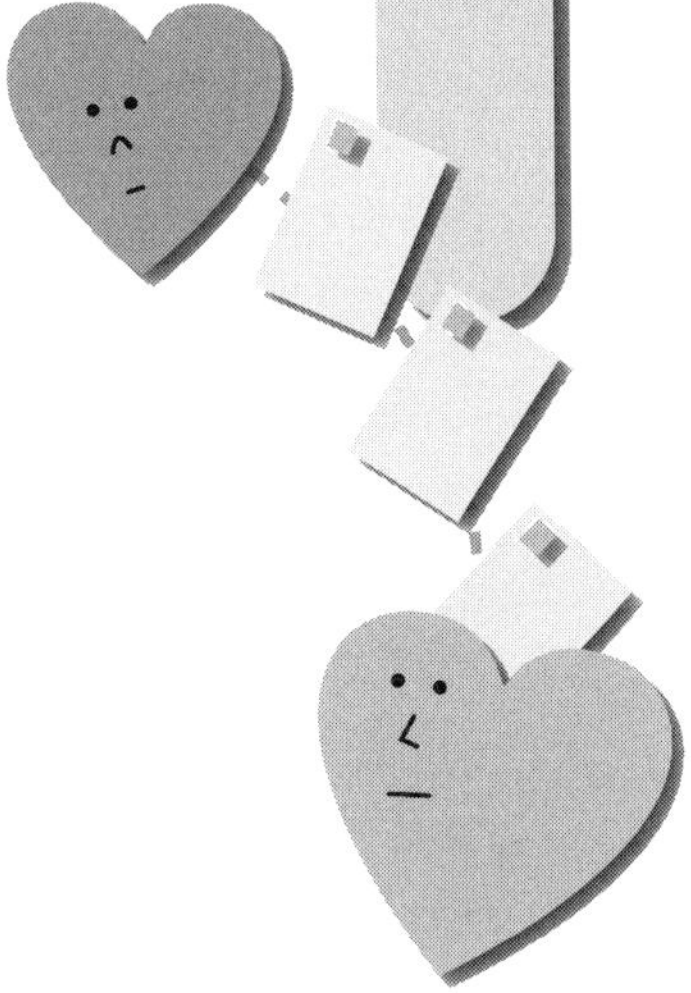

ともなかったので、すごく驚きました。

「そうっと助ける」というのは、この三百六一五枚の葉っぱの葉書のイメージです。「頑張れ！」なんて決して書かずに、ただ葉っぱを一枚描くだけ。

この葉書は、最初から、一回の効果は狙っていません。一枚もらっただけでは、もらったほうもなんのことかさっぱりわからないはずです。しかし、もらい続けているとやがてわかる時がきます。葉っぱの意味も、なんのために葉書が届くのかも、必ずわかります。三十枚、あるいは五十枚もらった時にこの葉っぱは、「外の季節の色の変化だな」と、必ず気づきます。そして、「長い間外に出られていないこの私への励ましなんだな」と、絶対に伝わります。

この三百六十五日の時間と労力をギュッと縮めて、一回か二回で伝えようとすると、実は伝わらないことが多いのです。思いあふれる長い文章を一生懸命考えて、ことばで「頑張ってね。大切に思っているよ」と、何枚も手紙に書いたとしても、なかなか伝わりにくい、なんだか重いのです。

ところが、高二の女の子が言ったような葉っぱの葉書を、一回の効果を狙わないでこつこつ出し続けると、不思議なことに言ってあげたいことがしみじみと伝わるということが、起こりうるのです。私とあなたの何かがシンクロするのでしょう。

私は、自分のしていることがこの葉っぱの葉書に似ているかどうか？と考えてみるようになりました。全く同じことはなかなかできないでいますが、少しでも似ていればいいなと願っています。

近所のオバサン

中学三年生の男の子のお母さんが、私のところに来ました。「近所に息子と幼なじみで同じ中三の女の子がいて、その子が学校に行っていないことを聞いてしまった。その家庭が苦労されていることをよく知っているものだから、その子に近所のオバサンとして、私に何かしてあげられることはないでしょうか？」と、相談を受けたのです。わが子のことは、まぁちょっと置いておいてとかおっしゃって。

私は、あまりいい考えも思いつかなくて、「葉っぱの葉書」の話をしてみたら、「自分もそれやってみようかな」とおっしゃいました。

三百六十五色、塗り変えるのはとても無理ということで、「じゃあ、自分は絵葉書を出してみようかな」とおっしゃいました。最近はいろんな種類の絵葉書がたくさん出ていますから、もらった女の子が「わぁーきれい」「わぁーかわいい」と喜ぶような絵柄を選ぶことにこころを込めましょうと決められたのです。そして、「毎日というのも無理だから、週二回出します」ということで、始められました。

「私の名前を書いたほうがいいでしょうか？書かないほうがいいでしょうか？」と質問されて、これも正解があるわけではないので、私は、「近所のオバサンから来るよりも、名前がないほうが夢があっていいでしょうかねー」と返事をして、とりあえず匿名で出しましょうとなりました。絵葉書に書く内容は、「今日は暑かったですね」とか、「昨日はテレビに〇〇（人気アイドルグループなど）が出てましたね」といった、一行か二行だけのたわいもない文章にしましょうと打ち合わせて、近所のオバサンは、「じゃあ、私は短大生ぐらいのつもりで出します」とおっしゃって始められました。

さて、第一通目が届いた時の女の子の反応です。どうしたと思いますか？女の子は、今までもらった手紙や葉書を全部引っ張り出してきて、筆跡鑑定をやったと言います。「誰がこんなことをするんだろう。イタズラだろうか、気味が悪い」と言っていたそうです。

やがて葉書を少し心待ちにしてくれているようだという話が伝わってきたころ、女の子はお父さんと大ゲンカになってしまいました。そのケンカのやりとりの中でお父さんが、「このままではダメだぞ、見てみろ、お前はもうひとりぼっちではないか、このままじゃ未来は何もないぞ」と、怒って怒鳴りちらした時に、その女の子が、「お父さんはそんなふうに言うけれど、私にだってこうやってずっと絵葉書を出してくれる子がいるんだよ」と、言い返すことができたというのです。それを聞いて、「出し続けた甲斐がありましたねー」と、オバサンと私はつくづく言い合ったことでした。

もし、絵葉書を出していなければ、その子は何も言えずにうつむくしかなかっただろうなと思うのです。そう考えると、たとえ近所のオジサン、オバサンであっても、私たち大人の役割というのは、いたるところにあるものだと思います。

植物図鑑

「オバサンの絵葉書」の話、いいなあと思ってあちこちで紹介していたら、実際に実行されている学校の先生から、「一行二行でいいということで始めてはみたものの、実はその二行もだんだん詰まるようになって、最近、毎日つらいんですよ」と聞きました。

匿名だとけっこう出しやすいものですが、自分の名前を名乗って葉書を出し続けていると、だんだん苦しくなるのですね。それこそ適当なたわいもない話題でいいのでしょうが、差出し人が○○先生だとわかっていると、出す立場としてどうしても構えてしまって、だんだんつらくなるものです。書くネタも早々に尽きてしまいがちです。

その先生と、「今後の工夫として、葉っぱの葉書は無理そうだし、絵葉書も毎回絵柄を変えようとしても限界があるし、一つの絵柄を二回までは出していいことにしますかねー」などという話になると、ちょっと迷うわけです。そこで安易に妥協すると、たぶんダメだというカンが働くからです。考えた結果、「植物図鑑を用意して、毎回一種類ずつ植物をスケッチして色をつけて出すというアイデアはどうでしょう」ということになりました。植物は、二万種ぐらいありますから、二万日はいけますよね。毎日出しても六十年いけます。

もちろん、あまりいろいろ書かないで、「先生は植物好きだから、植物のスケッチをしました。これはなんの何で、学名はこうです」とだけ書いて出すのです。魚類図鑑、昆虫図鑑もいいですよね。出すほうも、きれいにできあがると自分もちょっと嬉しくなるし、無心に色を塗る時間はけっこうこころにいいかもしれません。義務になってしまうとつらい作業になってしまいますから、なるだけそうならないように、自分の中の、「できばえのきれいさ、美しさをただただ見てほしい」という気持ちを頼りに、回数を重ねてみるのです。

こうなると、もはや学校に来る、来ないという次元を超えて、学校をあいだに置かない大人と子どものつき合いみたいなものになっていますよね。

そういうイメージが大切なのだろうと思います。何を書いたらいいか迷う時に、植物図鑑の話、ちょっと思い出してもらえたらいいなと思います。

逃げている？いえ、守っています

話を聞く時に、中立的な態度で聞くことは一つの基本ですが、「こころを助ける、ケアする」ために聞く時は、中立だと距離が遠すぎます。最初から話し手寄りに立って聞くのが正解です。客観的な事実や真実を知ることにあまりとらわれず、味方になるために聞くのです。そして、「ただただ聞くこと」の大切さや価値を最上位に置きます。その上でなお、どうしても何かことばをかける必要が出てきます。リピートやあいづち、言ってほしそうなことばを言うだけでは、助けが足りないことも当然起こります。どういうことばをかけるか？という時に、私が一つだけ意識していることがあります。なんらかの個人的な問題や困難を抱えている人に対して、その内容がなんであれ、その人が今とっている言動に「ちょっとポジティブな意味づけをして、ちょっとポジティブな見通しを伝えること」です。

例をあげてみましょう。週に二日早退があって、月に一日くらいの欠席が続いている、ある中学一年生の子に話を聞きました。「クラスはいいんだけれど先生がストレスで、特定の先生だけじゃなくほとんどの先生がストレスなのだ」と言います。しかも、早退すると先生から、「逃げている」と言われるし、親まで学校に呼ばれて同じことを言われ、さらにストレスなのだそうです。

人の行動では、「これができている、これができていない」の見方だけではなく、「自分を守れているか、守れていないか」という見方も大切です。

ほとんどの先生がストレスだったら、毎日がたいへんだろうなと思います。持続的な日常のストレスは、毎日こころをけずっていきます。しかも、簡単には終わりがきません。このストレスから自分を守る必要があるに決まっています。

週に二日の早退が、自分がもっとダメになってしまうことから「自分を守っている」行動なのだと想像したら、安易に（将来のためにという善意から）「逃げている」と責めるわけにはいかないはずです。その子自身が、早退や欠席が、「自分を守っている行動だ」と、自分で考えることはなかなかできません。「逃げている」と言われ続けると、反発とともに自己評価までひそかに下がってつらいものです。自分が感じ続けているストレスから誰も助けにはやって来ないので、自分で自分を守っているのです。今が守られなければ、未来もまた守れません。

未来を守る、ということで言えば、週に二回の早退や、月に一回の欠席以外はストレス覚悟で登校しているこの子は、「自分の未来」を守ってもいます。この子なりの守り方です。

「あなたの今の行動は、『今の自分を守る』『未来の自分を守る』の二つを守る行動ですよ。『自分を守る』という、とても健康で大切なことがなされているのですよ。すごいこころの力が働いています。たいへんだろうけど頑張ってね」と、言ってあげてほしいと思います。

小さな息抜きと瞬間の幸せ

小さな息抜きをもっておくことは、大切です。たとえば好きな味のガムを何種類か用意しておいて、今日の気分はこの味だなと思ってガムを噛む。いろいろな味の角氷を作って常備しておく。目的は小さな息抜きですから、ちょっとした工夫で誰にでも小さな瞬間瞬間の幸せが訪れてくれます。

私は、読みかけの本の続きを読みたくなる時間が、「小さな幸せの時間」です。しかもたいてい三、四冊を並行して読んでいますから、毎日四つも幸せを抱えていることになります。けっこう幸せ者でしょう？

瞬間の幸せ、小さな幸せを自分たち大人がもっていること、意外にそれを頼りに毎日生きていることを、「幸せの形」として子どもに伝えることも必要なことのように思います。

ついでに言えば、「読書」は途中を飛ばして最後だけ読むのでは、せっかくの幸せが半減してしまいます。最初は悪い奴だなと思っていた人が、最後まで読むとすごくいい人だったなど、よく経験することです。読み続けていってはじめて、最後にカタルシスが訪れてくれます。「読書」には、途中経過のモヤモヤや、曖昧な状態を保持する力を養うという効用があります。児童思春期の人たちは、人生の途中経過真最中です。途中経過なんだからすぐに白黒つけずに、曖昧なままキープしてほしいと思うのです。途中経過をキープしていると、最後にハッピーエンドが訪れる。こうだと決めつけていたことのどんでん返しが、けっこう起こる。子ども時代に読書を通じて、「いつか大逆転が起こると信じる力」を養うことは、大切なのです。

5章 子どもと大人のこころを助ける・1

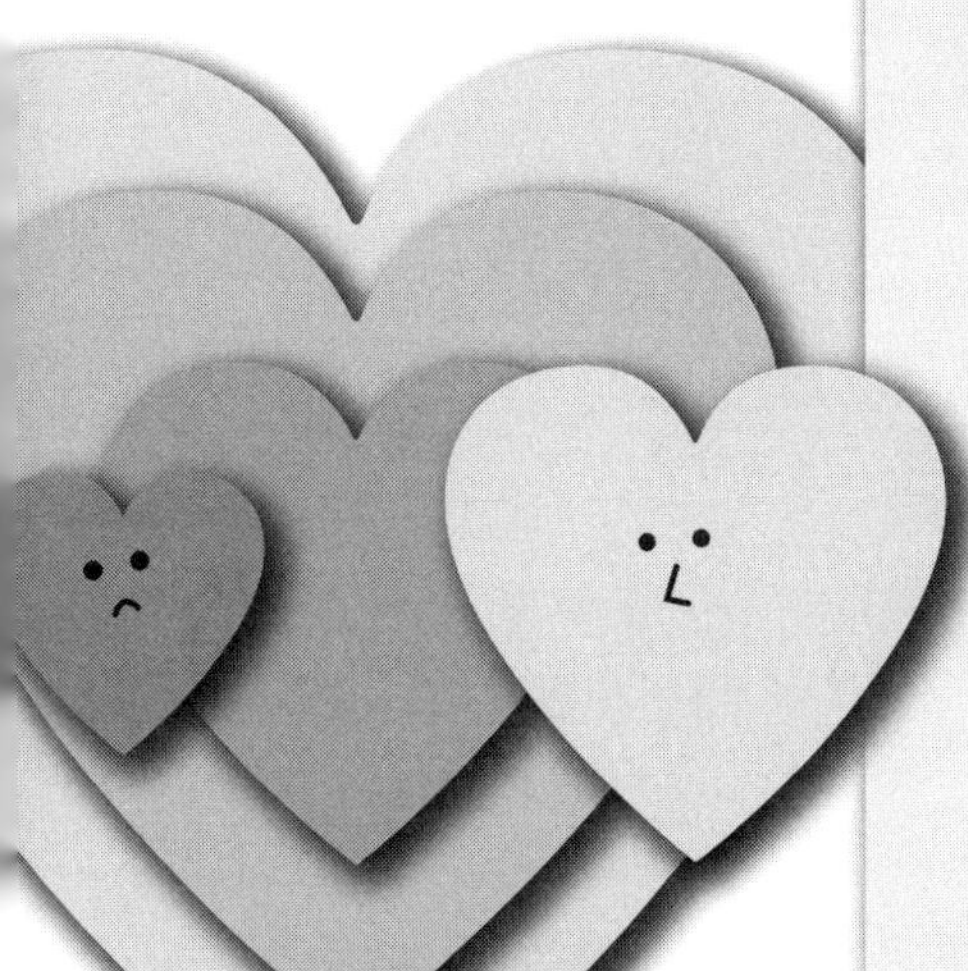

こころを助けるために・2

●「愛着」というこころの力

「愛着」、最近は「愛着障害」といったことばで耳にすることが多いと思いますが、この場合の「愛着」は、主に子どもと養育者（多くは母親）との間に形成される情緒的な絆のことを指しています。もともとは、ある特定の人やモノなどに対して形成される、人の思い入れ、なじみを指すことばとして日常的に使われています。

それぞれの人の「愛着」という心理には、不安や孤独感やストレスなどを乗り切るための慰めや安心を、何から、どんなふうに得てきたのか、という大切なテーマ、個人の歴史があります。

「愛着」は、長い経験から得られた、ひとりぼっちの時にひとりぼっちをやわらげる力、のようなものです。ひとりぼっちになっても平気な力や、一人だけで生きる力ではありません。決して本当のひとりぼっちにならないための、こころの力なのです。この力が形成されるためには、乳幼児期にお母さん

（その子にとっての一番の養育者）に十分に甘える（依存する）必要があると言われます。

わが家の長男がまだ二、三歳くらいの時に、（親バカながら）「どうしてそんなにかわいいの？」と無理な質問をしたことがあります。長男はしばらく考えていましたが、「だってね、お母さんが僕を好きだから」と答えました。なかなか本質をとらえています。

「愛着」は、お母さんが自分の赤ちゃんを好きなら、自然と形成されていきます。しかし、もし好きでなかったとしたら、そこにはちょっと複雑な課題が出現しそうです。また、「子どもには王様時代が必要だ」ということばも、違う角度から「十分に甘える（依存する）ことの大切さ」を示しています。

「依存できること」には、攻撃性を乗りこなす力・効果もあります。つまり、人との関係において、孤立や自爆を防ぎます。「依存できること」は、生きていく力なのです。

「愛着」をこのように考えると、乳幼児期だけではなく、思春期になってからもまた、「情緒的な親子関係＝甘えること（依存すること）」が必要なことがわかります。思春期は大人の赤ちゃんの時期であり、しかも、乗りこなしていない暴れ馬がこころから出てくるような、攻撃性を含めた衝動的なエネルギーが高まる時期だからです。

実は、「愛着」は大人になってからも時々（たまに）必要なのですが、これまた、手に入れるのが下手な人にはなかなか手に入りません。ちょっと甘える、瞬間的に幼児化する……表立ってできませんが、影の部分で（裏側で？）、上手な人は自然にうまく手に入れています。

14 愛着

愛着の再生スイッチ

大人も含めて、「自分は誰も信じられない」、「誰にも頼れない」、「自分のことを好きになれない」と確信している人の場合、「愛着」のこころの力が、形成不足だったり、すり切れていたり、もうなくしていたりするかもしれません。愛着再生や、再確認のための何かいい方法があるでしょうか？

ある高校二年生の女の子の話です。その女の子は、中二、中三の二年間、全く学校に行けなかったのですが、高校入学を機にリセットして、今は元気に登校しています。その子に質問する機会があって、あんまりこころをつつくような質問にならないように配慮しながら、いくつか聞いてみました。

その中で、「中二、中三の時、一番つらいと思っている時期のあなたを、一番支えたものはなんですか？」と聞いてみたのです。「当時、死んでしまいたいくらいにつらかったというあなたを、いったい

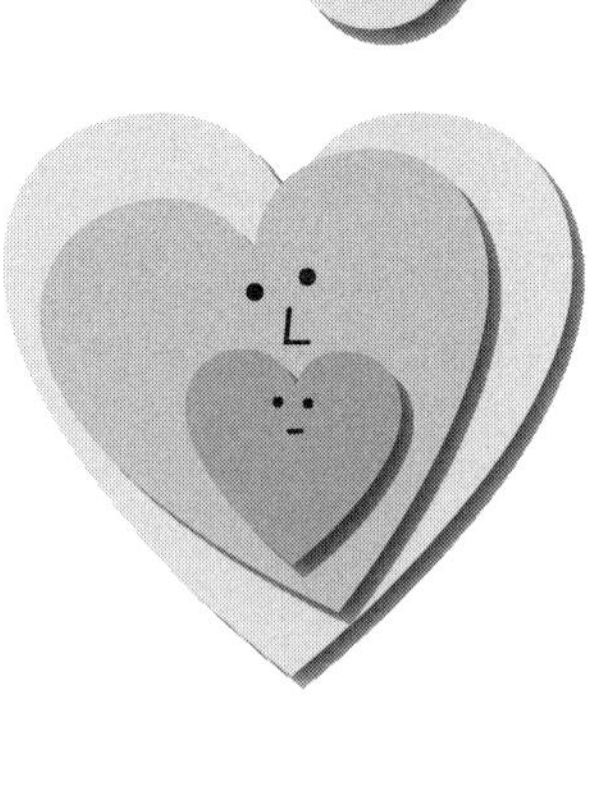

何が、死なせずに支えてくれたのですか？」という質問です。その子は、しばらく考えて答えてくれました。

「家の近くに保育園があって、自分はそこを卒園していて、園長先生も自分がずっと学校に行っていないことをご存知で、たまたま会った時に、『保育園に遊びにいらっしゃい』と言われていた。なかなか行けなかったんだけど、ある時思いきって行ってみた。それから何回か行く中で、保育園では赤ちゃんも預かっているので、園長先生から『この赤ちゃんを、しばらく抱っこしててね』とお願いされる、そういうことが何回かあった。それがあのころの私を一番支えました」。

ご両親の支えとか、友だちの支えとか、いろいろあっただろう中で、一番支えたのは、「赤ちゃんを抱っこした何回かのそのことだ」と言うのです。そうであるならば、ここには私たち大人が考えてみるべき、何か大切なものがあるはずです。

なんだろうかと考えてみる前に、中二、中三、あるいは小学生でもいいのですが、二年間も学校に行っていない状況が続くと、人はどういう気持ちに陥るだろうかと想像してみることが必要です。

おそらく、友だちもいなくなっているでしょうし、勉強も遅れている、将来どうなるのだろうかという不安も大きい、お母さんとの約束も守れず、期待を裏切っていると感じて、自分をひどく責めているかもしれません。

そういう状況が延々と続くと、「自分が今後（親以外の）誰かに好かれるということがあるだろうか？」と不安になっていきそうです。「こんな自分が好かれるということがあるだろうか、きっとありえない。だから、今後自分はずっとひとりぼっちだ」という考えにとらわれてしまいそうです。そこに、赤ちゃんです。

赤ちゃんは、抱っこしてくれる人がどんな人であろうが、どんな状況であろうが、笑いかけるとニコニコと笑ってくれます。たとえひとりぼっちの不安に押しつぶされていても、職場の人のほとんどから嫌われてつらくへこんでいても、赤ちゃんは平等にニコニコッと微笑んでくれます。あるいは、時にじっと見つめてくれます。今会ったばかりの自分に、全てをゆだねてくれる存在との交流です。

今までの実績、今までの自分への評価抜きで、「この自分」、「この今の自分」に、微笑んでくれる、淡い好意のような光を宿した瞳でただ見つめられるという体験が、中二の女の子にとって一番助けになったのだろうと思います。人が、人を信じる、頼る、好きになるということの原点に触れるような体験です。

過去とか未来とかの色のついていない、赤ちゃんと触れ合う「瞬間」だけがもつ力があります。そしてその「瞬間」に触れると、私たち人類は何歳になっていても、ＤＮＡのどこかにある「愛着というこころの力の再生スイッチ」が入るのかもしれません。そう考えると、ちょっと救われる気がしませんか？

だから、ぜひ赤ちゃんに会いに行きましょう。本気でおすすめです。

今は、少子化時代ですから、大人になるまでも、なってからも一回も赤ちゃんを抱っこしたことがない、なんていうことがけっこう多いのかもしれませんね。なおさら赤ちゃんを抱っこしに行きましょう！

一人の時間の大切さ

コミュニケーションのパターンを、愛着のあり方に結びつけると、二つの因子でおおむね決定されることがわかっています。

愛着不安……親密な関係がありながらも不安で、もっと完全な親密さや依存できる関係を求める傾向。

愛着回避……対人関係を避ける傾向。

極端に言えば、ストレスや不安が高まった時に「他者を求める」のか、逆に「他者を避ける」のかということです。対人関係で、「一人の時間がたくさん必要な人」と、「一人でいるのが苦手な人」が世の中にはいるのだと言い換えることもできます。

どちらがいいとか、悪いとかではなく、コミュニケーションにはその人その人のパターンがあるということです。特に、一人の時間がたくさん必要な人が、学校や会社などで長時間他者の中で過ごす苦痛への想像力は大切です。

職場などでは、しょっちゅう席を外したり、時々ふっといなくなったりすると、他の人と比べて不真面目だと、勤務態度を批判されがちだと思います。たしかにそう言い出すとそうなのでしょうが、生き方としてどちらが得をしてどちらが損をしているかとなると、(例外はあるでしょうが) しょっちゅう席をはずしている人のほうが、得をしているということでもないですよね。

もう少し誰もが寛容になれればいいのになと思います。

集団では、人に合わせる力ばかりが評価されますが、その人のパターンを尊重して、「ちゃんと一人の時間をつくれていますか?」と言ってあげられるようにもなりたいものです。

15 一対一の時間

「本当の気持ち」の、「本当」ってなんだろう？

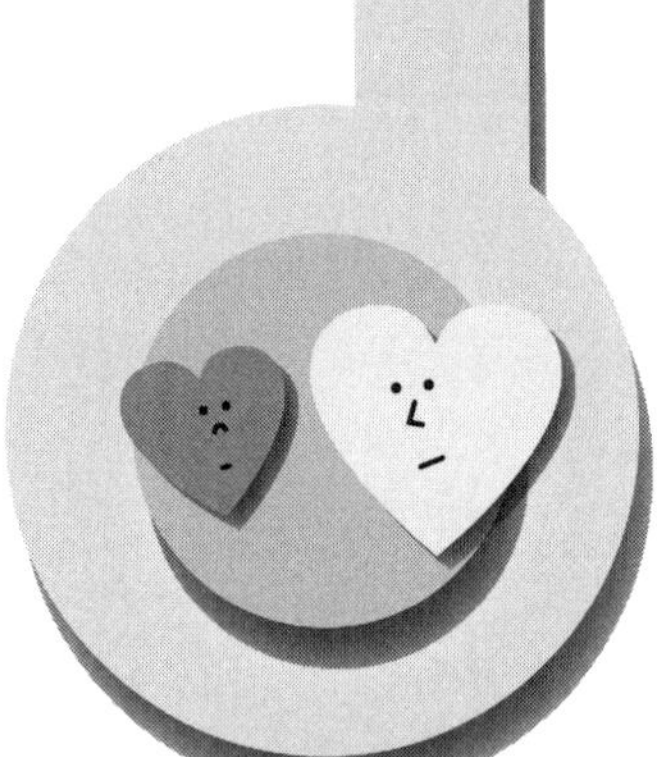

私たち大人は、子どもが元気がなかったり、問題行動があったり、いろいろな心身の症状を出している時、「本当の気持ち」を必ず聞きたくなります。まずじっくり話を聞くべきだ、よく事情を知るべきだ、そのための努力をすべきだと思っていると思います。

たとえば、朝からぐずぐずして、学校に行きたいんだか行きたくないんだかはっきりしない状態が続く時、「本当はどうしたいの?」、「本当の本当はどっちなの?」と、当然ながら聞いてしまいます。

そこで、「わからない」と返事されて、「あ、そう」とあっさり引き下がる大人はいませんよね。たいていは、「まぁそう言わずに、本当のところはどっち?」と聞きただすだろうと思います。それでも言わないと、「ここでは話しにくいだろうから」と、場所を変えたり、人を変えたりして、「本当の気持ち」を追っかけ続けます。

そして、それでもはっきりしないとなると、「この子は本当のことを言わないのか、言えないのだろう」ということになって、とうとう精神科（心療内科）に連れて来られてしまいます。「専門家の力で本当のことを聞き出してください」と言って。あたかも、「本当の気持ち」というものがこころのどこかにあるかのように、あるのに言わないかのように連れて来られます。

でも、「気持ち」というものは、そうそう簡単に割り切れるものではないことが多いものです。「行くのも不安、休むのも不安」といったあたりが本当の気持ちだったりします。「どっちなの」と聞かれても、二者択一の質問には答えようがないのです。あえて本当の気持ちを正直にことばにすれば、「わからない」ということばになりそうです。

「本当の気持ちは相手に聞くものではない、こちらが想像してみるものだ」と思っておくセンスが必要です。「わからない」という答えが、今のこの子の本当の気持ちだなと想像するセンスです。そうしないと、せっかく「わからない」と本当の気持ちを話した子どもに、「大人が納得、安心するための本当の気持ち」を、いつまでも問いただすということになってしまいやすいからです。

そして、しょうがなく子どもがその場しのぎのことを言うと、今までどうしても言わなかった子が、とうとう本当の気持ちを言ってくれたと、大人はそのことばに飛びついてしまいます。大人向けのその場しのぎのことばにそってなされる工夫は、子どもの本当の気持ちとはずいぶん離れたものになりそうです。

「わからない」と言われると、大人も不安になります。たとえば、学校に「行きたくない！」と断言してくれたら、「じゃあしばらく休みましょうか」と、割り切って言ってあげられますし、「本当は行きたい！」と言ってくれると、「じゃあ、もうちょっと努力してみましょう」と答えてあげられます。

でも、「わからない」と言われると、アドバイスのしようがなくて、不安になり、「わからんじゃ、わからんでしょう」と、つい問い詰めたくなるのです。

しかし、求められているのは、まさに「わからない」ということへの援助です。

「板挟みの時に、人間はどうやって乗り越えればいいの？」と問われているようなことと同じ、あるいは、「取り返しがつかないこと、取り返しがきかないと思えるようなことはどうやったらやり直しがきくの？」、さらには、「自分が存在していることに意味はあるの？もしあるとしたら、それはどうすれば確かめられるの？」と、問いかけられているようなことに似ています。

そういう「今わからない」問いを前に、立ち止まるか、逃げるか、無視するか、割り切るか、悩むか、譲るか……どうすれば一番いいのか、それには誰も正解なしです。

だからと言って、「正解はないんだよ」と言えばすむわけではぜんぜんありませんよね。もちろん、「そりゃあ頑張るしかないさ」ということばもまた場違いです。

さてさて、なんと答えてあげればいいのでしょうか？

その子の板挟みの気持ちを汲んで、わからない時間を耐える、というか、悩む時間を保障して支えてあげたい気もします。でも、現実の時間は迫ってきます。学校をやめたほうがかえってリセットしやすいようにも思うし、やめずに粘ることの価値もありそうな気がします。

私たち大人も板挟みです。しかしその板挟みに耐えて、私たち大人は、魔法のことばがみつからず、たとえ輝きがなくても、迷った上で、人間的な考えを言ってみることが必要なんだろうな、と思います。

あることばが思い浮かびます。

「わかってほしい。でも、簡単にわかってほしくない」。

こころにとっての一対一の時間　1

別の項で、集団に入ることが苦手な子には、まずは一対一の関係をつくることが目標ですよといった話をしました。一対一の関係をつくるには、一対一の時間をもつ必要があります。ここでは、集団が苦手かどうかにかかわらず、せっかくつくる一対一の時間の使い方について考えてみます。何か用事があるから呼ぶ、指導の必要があるから個別に話すといった一対一とは、ちょっと違う時間のつくり方、使い方の話です。学校の先生方向けの話になるかもしれません。

たとえば、生徒が担任の先生に呼ばれて一対一になる。先生のことを少し嫌いだと思っていると、あまり話したくもない。早くこの時間が終わればいいなあと思って黙っている……。ありえそうですよね。

一対一の時間は、つくりさえすれば何かが自動的に生まれるものではありません。その場を維持する工夫が不可欠です。その場で何を話題にするか？について少し深く考えておく必要があります。さらにその前提として、「一対一の時間をなんのためにつくろうとしているのか？」についての考えを整理しておく必要もあります。

人のこころが育っていく上で大切なことの一つは、「自分の好きな人から関心をもたれて大事にされているという実感を味わうことだ」と、言われます。「自分がなんだかいい関心をもたれている」という感じはとても重要です。ほっといても関心が向く子には、とりたてて何かをする必要はないでしょうが、影が薄いような目立たない子どもに対しては、上手に、「あなたにプラスの関心をもっていますよ」と伝えたいものです。だからと言って、スローガンのように伝えるわけにはいきませんから、まずは、一対一の時間を軽い感じでつくって、その場の話題の工夫をすることになります。

とりあえず目指すは、フリートークの時間です。一対一で会い、フリートークをすることは、先生と生徒という関係でありながら、それぞれの人間性というか個性が前に出て、いつもと違った距離感、時間を体験できます。

どの子に対しても（一人ひとり全員に対して）、日常の中でそういう時間をつくっておくことは、狙ってやっているわけではないにもかかわらず、たとえば、不登校を予防するとか、あるいは、「いじめ」、「いじめられ」といったことがらを予防することに、どこかでつながっているかもしれないと思うのです。

あらためて、自分はＡくんと、あるいはＢさんと、「この一年間に、一対一で会うことがあっただろうか？」と自問し、「その合計時間は一年間に何分だっただろうか？」と振り返ってみませんか？

一対一の時間をつくることを意識していなければ、想像以上に少なく短いものです。

こころにとっての一対一の時間　2

「とりあえず目指すはフリートーク」と言っても、いきなりフリートークに入るわけにはいきませんから、何か下準備、とっかかりは必要ですよね。自分の中の「定番とっかかり」をつくっておくと、他の子の反応との比較もできていいかもしれません。

「定番とっかかり」の例として、いくつかあげてみましょう。イエス、ノーの返事で終わってしまわないようなもので、かつ、比較的答えやすい質問タイプのとっかかりです。

「今ほしいもののベスト3は何?」が、代表的なものです。「手に入る入らないはちょっと横に置いておいて……」「もし魔法が使えたとして……」「もし宝くじで三億円当たったとしたら……」いろいろなバリエーションが考えられます。

「スマホがほしい」とか「自分の部屋がほしい」とか、子どもらしい答えが返ってくる場合もありますし、「友だちがほしい」、あるいは、「強い自分がほしい」と言う子もいます。学校を休んでいる子は、「普通にみんなと同じように学校に行ける能力がほしい」と言ったりします。それぞれの子が、いろいろなモノをほしがっているんだなとわかります。

しかし、中には、「何もほしくない」と言う子がいます。「ほしいものが三つある」の答えには、その子が自分の未来に期待をもっていることを確認できるような広がりがありますが、「ほしいものはない」と言われると、「どうせ自分はもうどうでもいいんだ」という絶望の気持ちがそこに反映されているのではないかと思ってしまいます。「ことばに出して言ったところで、現実は何も変わらない」という経験が積み重なっているのかもしれません。

多くは語らなくても、「ほしいものベスト3」の答えから、その子の状況がちょっぴり透けて見えるというか、健康さの具合や、悩んでいる具合の深さなどが現れたりするものです。

また、三カ月後とか半年後に会った時、「あの三つのお願いはどうなりましたか？ほしいものは叶いましたか？」と話をつなげることができるメリットもあります。

続いては、「世の中で怖いものベスト3」の質問。一つとは言わず、ベスト3と聞くところがコツと言えばコツで、三つの中には本物（？）が隠されているかもしれないからです。

三つの中には、クモが怖いとか雷が怖いとか幽霊が怖いとか、なんだかホッとするような答えもあれば、中には「人間が怖い」という答えもあります。父親が怖い、秘密だけど学校の先生が怖い、いろいろです。年齢が幼いほど、「怖さ」は大人が思っている以上にその子の行動に大きく影響しているものです。

それから、「生まれ変わったら何になりたいですか？」という質問もあります。子どもによっては、「死にたい気持ち」を間接的に聞いているような問いかけでもあります。

「自殺したい」とか「生きていても意味がない」ということばを口には出していないけれど、人知れず考えているかもしれない。ストレートに聞くと、「いいえ」と言われておしまいだったりするのですが、「生まれ変わったら何になりたいですか？」と聞いてみるその答えの中に、私たちがアンテナを張りめぐらしているとキャッチできることがあるのです。

「生まれ変わりたくない。もう苦しい」と言う子もいます。「人間として生まれて、こんなに苦労するんだったら生まれ変わらないほうがまし」とスパッと答える子がいます。そういう子は、死にたい気持ちがけっこう身近なのかもしれないと思ったりします。

あるいは、「植物になりたい」と言う子もいます。そうか、ひどく疲れているんだな、静かなところがいいんだな、今はひっそりと過ごしたいのだろうなと感じます。女の子で、「ぜひ男の子になりたい」と言う子もいます。

いろいろなことが答えに含まれていて、その子の気持ち（ことばに出して言っている気持ちとは違うことも多いのですが）、その子が感じている実際に近い気持ちを、私たちが想像できることになります。

雑談風に聞いてみて、答えやすい質問として、「行ってみたい国はありますか？」があります。そう聞くと、高校生ぐらいでも割と答えてくれます。「エジプト」とか答える。へえ～、この子はエジプトに行ってみたいのか、「どうして？」と聞くと、また「それは、」と話してくれたりします。

進路がどうの、今の悩みがどうのとは、ちょっと違ったその人の側面、自分の気持ちや悩みをアンケートで書いてくださいでは書けないような、その子の気持ちが現れるようなところがあります。しかも、フリートークとして不自然ではないですから、一対一で会う機会をつくった時に、それとなく「外国に行くとしたらどこに行ってみたい？」とたずねてみられてはいかがでしょう。

行ってみたい外国の話題や、ほしいものの話題といった、直接学校生活とは関係のない話題を振ってみることが、「相手にいい関心をもつ」ことの具体化なのだと思います。

二つのことば 1

「こころは、話さないとわかってもらえない」。

本当の気持ちは、ことばにしないと誰もわかってくれないよ。

勇気を出して話してみることが、第一歩だよ。


「たとえ話さなくても、こころは通じる」。

何も言わなくても、わかってくれる人が必ずいるよ。

数は少なくても、必ずいるよ。


どちらも正しいというか、一面の真理を言い当てています。ただ、使われる頻度は圧倒的に前者が多いですよね。

矛盾するようですが、私たちはこころを前に、後者のことばを胸に抱きつつ、前者のことばかけを行う姿勢が大切な気がします。時には、後者のことばだけをきっぱりと断言してあげることが、救いであることもあります。

6章

子どもと大人のこころを助ける・2

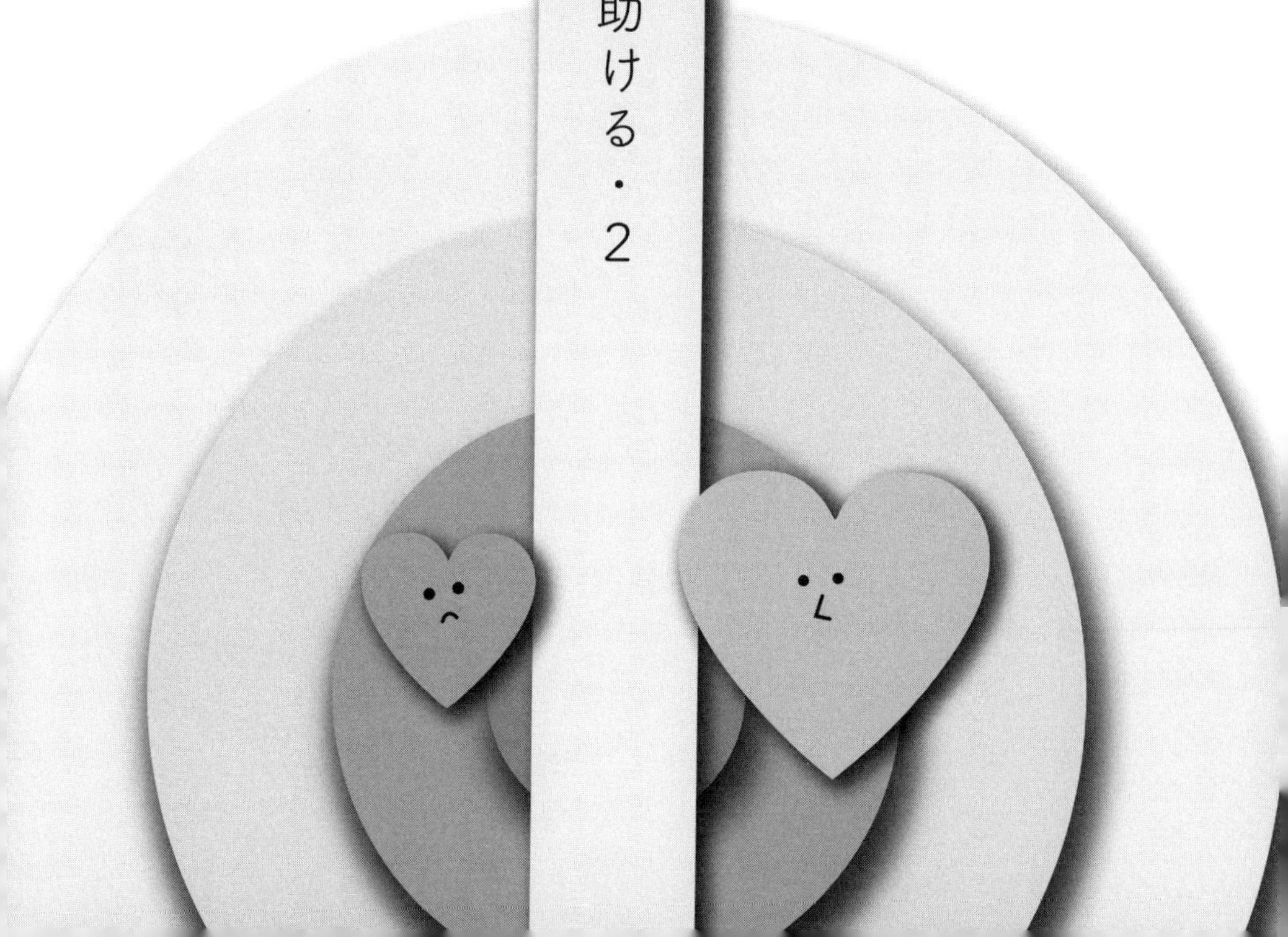

16　大人として、どの「スタンス」に立つか

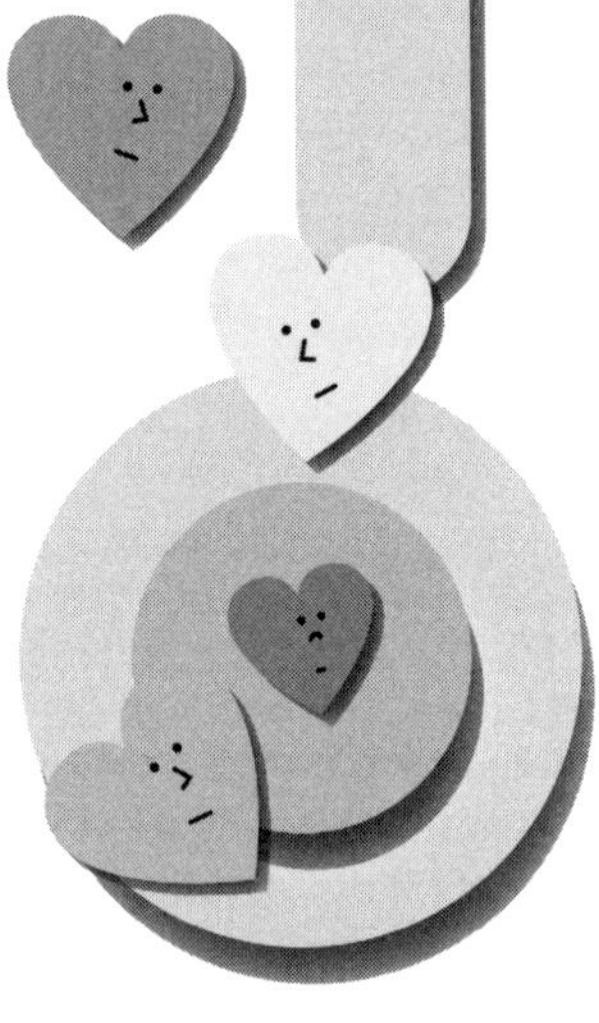

決して怠けとは見ないスタンス

学校の先生方から、登校しない生徒に対応する時に、「その子が怠けなのか、怠けではないのかを、どう見分ければいいですか?」と質問されることがよくあります。

もちろん、悪気があって聞かれるわけではなく、「もしも怠けでなければ、早目に対処したいから」、「心理的な背景があるのであれば十分配慮したいから、早く見分けておきたい」という考えからの質問だと思います。

しかし、個別の子どもに対して、「怠けなのか、怠けではないのか、その見分け方はどうなのか」と、判別にこだわることは、時間の無駄だと私は思っています。

それは、怠けの部分もあるだろうし、怠けではない部分もあるだろう、つまり、どちらも混在してい

るに決まっていると思っているからです。

怠け一〇〇%、あるいは怠けゼロなんて、現実にはありえません。人間ですから、きつい時にできれば、「サボりたいな」とか「怠けたいな」と思う気持ちがあってあたりまえです。

逆に、高校生ぐらいの人を「怠け一〇〇%だ」と見るのも、人間をあまりにも浅く見すぎていると思うのです。「怠けゼロ」の人間など、現実には存在しないスーパーマンですからね。

「一人の人間の中には、どちらの側面もあるだろうな」という現実的解釈に立つことです。そもそも「見分けなどつかないことなのだ」という割り切り。日によって、あるいは時間によって、「ブレンドの割合も変化するだろうな」という認識が必要です。

私自身の目標で言えば、「決して怠けとは見ないスタンスに立とう」の姿勢でいます。

これは、そうすることが正しいとか正しくないとかではなくて、援助を継続する上でのそれぞれの人の立ち位置の問題です。

私自身が、「決して怠けとは見ないスタンス」に立つことを意識しておかないと、現実を越えて、相手を「怠け」と断じたくなる自分が顔を出しそうなことを、自分で知っているからでしょう。

一人の人間に対して、「怠け」と見てしまうと、援助の方法、解決の方法は一つです。「怠けなんだから、怠けさせないようにしよう」です。ひらたく言うと、「厳しく指導しよう」の方向です。

大人の気持ちは、とりあえずスッキリとするかもしれません。原因と解決方法が一見はっきりとしたわけですから。

そこで、指導をします。やがて、指導をした結果が思うように得られなかった時、指導している側はどんな気持ちを抱くでしょうか？

「この子は、怠けの気持ちがものすごく強いな」と結論づけたくなりそうです。そして、「やはりこの指導では手ぬるかったな」「怠けの指導をもっと厳しくしよう」となっていきます。「怠け」と見ていますからね。

そして、さらに結果が出ないとなると、最後は投げ出してしまうという終わりが訪れてしまいます。「私たちは、こんなに熱心に、献身的にやっているのに全くこたえてくれない。これはもう手の届かない怠けだ」「だからもうダメだ」と、切り捨ててしまう終わりです。「怠け」と見るスタンスに立つ限り、必然的な終わりです。

「決して怠けとは見ないスタンス」に立つ姿勢は、そういう見捨てるような終わり方を防ぎたいという意味合いもあります。

また、「怠け」と見なければ、「怠けだから厳しくすればよろしい」という答えだけではすまなくなり、援助を考える時に、「その子に怠けの気持ちもあるだろうし、そうではない気持ちもあるだろう」と、「そうではない部分」に対しても答えを考えることが必要になってきます。

相手の考えが自分の理解不能と切り捨てずに、「踏みとどまることが可能になるスタンス」と言えるかもしれません。

「ぜーんぜん忙しくないですよ」

親ごさんから、「子どものことで学校に電話をかけた時に、たまたま先生が忙しかったりして、『ちょっと今忙しいんですよ』と言われると、もうそのあとの電話は非常にかけにくくなります」とよく耳にします。

ただでさえかけにくいところを思い切って電話したのに、忙しいだろうなと思いつつ遠慮して電話をしたのに、やっぱり「忙しい」と言われてしまう。

電話は、相手の都合が見えませんから、今の今、先生が手を離せないことがあるのだろうなと頭でわかっていても、「何月までは○○があって忙しいんですよね」と言われてしまうと、がっかりするような、ちょっと腹が立つような、複雑な気持ちになってしまい、「もう電話はかけないということになってしまうのです」と言うのです。

考えさせられます。私自身もうっかり「忙しい」と患者さんやそのご家族に言ってしまっているかもしれません。

しかし、「忙しいかどうか」はいわば内々の問題ですよね。「忙しい」ということばは、患者さんに言うべきことではなく、もっと向けるべき相手や部署があるはずです。プロとしては「忙しい」ということばを封印して、「いえ、ぜーんぜん忙しくないですよ」と涼しい顔で（声で）言わないといけませんよね。

やせ我慢が必要なのです。それは、気後れしながら電話をかけてくる相手への配慮です。そういうちょっとした配慮、姿勢が、実は患者さんやご家族と協力態勢をつくっていく上で、必要不可欠なのだと思います。

誰でも考えるような、配慮の基本ですよね。でも、その配慮をするかしないかということで、ずいぶん結果は分かれるのです。

「配慮をしようと思う、ならば、その配慮のレベルを上げましょう」という、くり返ししている話です。

いったん「未来をぼかす」という助け方

子ども時代が終わりにさしかかると、いわゆる未来（進学、就職などなど）が目前に迫ってきます。未来から逆算して、今を評価して、「間に合うように頑張る」という、目的達成型の方法論が採用されます。今の自分の頑張りが、将来の成功や幸せに直結するという考えです。

もちろん、大多数の人にとって、役に立つ正しい方法論なのですが、一部の子ども（若者も）にとっては、この方法論を一時棚上げし、すぐ近くに迫っている、一生を規定してしまうかのような「成功不成功という近未来」をぼかしてやる作業が必要になります。たとえば、「人にとっていったい何が成功で、何が不成功なのか」について、深く考えてみることもその作業の一つでしょう。

精神科医で作家のなだいなだが、「若い時は甘い目盛りのものさしが必要だ」と書いています。プロ野球選手になる、アイドルになる、首相になる……もっと若い時はさらに甘めのものさしを使うことが自然です。忍者になる、世界征服する……。

この偏差値ならこの高校というものさしは、もう甘い目盛りではありません。十四歳にしてすでに、正確な現実のものさしが使われています。そして、そのものさしは、未来をあたかも定まっているかのように照らし出します。

「ボーイズ・ビー・アンビシャス（少年よ大志を抱け）」という、教育者・クラーク博士の有名なことばがあります。中学生や高校生くらいの年齢に向けて使われたことばでしたが、「大志を抱け」と呼びかけた時の未来を測るものさしの目盛りは、いい意味で幅のある目盛りだったはずです。

科学や数字は、その特性上、できる限り正確な値を出そうとしがちです。正確さの根拠は、多くは統計的な数字でしょう。統計的な数字がそうであることと、個人の未来の予測はイコールではありません。

クラーク博士は、「大志」ということばを、「業績を上げよ、出世せよ、成功せよ」と単純に結びつけて言っているのではないようです。聞きかじりながら、出世やお金もうけをすることよりもっと大切なことがある、そういう大きな志をもてと言っています。

中高生の年齢は、「人にとって何が大切なのか？」を考える年齢でもあります。勝ち組、負け組ということばで表されるような損得を越えた「大志」を、若い人は抱くべきだと説いているのです。

ちょっと説教がましくなりましたね。出世や金もうけが「正しい大志」ではないかのように伝わったとしたらごめんなさい。「大志」が一本道の何かを指すことばではなく、広い意味を含んだことばで、その広さを若者に求めたことばだということが、言いたかったことです。

そして、そういう「広い大志」から見れば、若者にとって「不成功が確定した未来などありはしない」ということになります。十六歳でも十八歳でも、二十歳でも、たとえ今がうまくいっていなくても、クラーク博士の言う、「大志」を抱いてほしいものです。

17「連携」について考える

挨拶は大きく元気な声で、と思っていませんか？　1

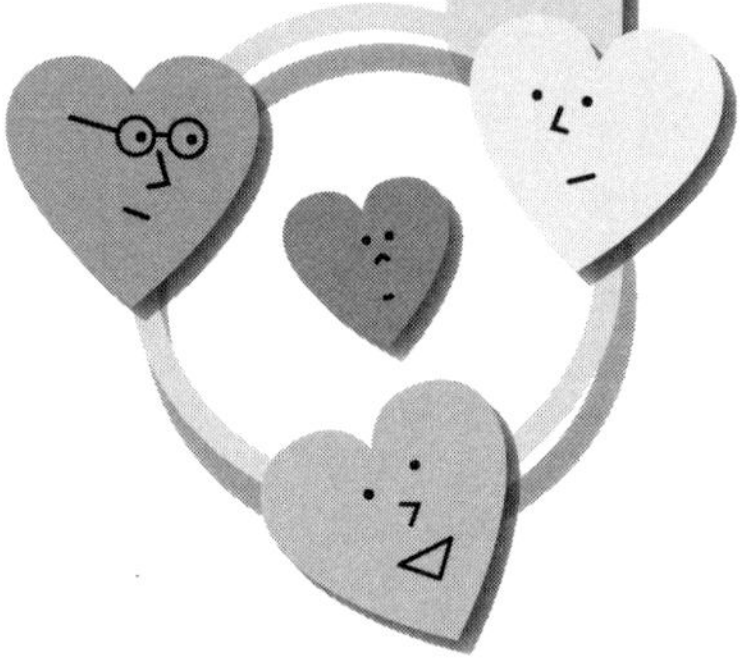

長く学校を休んでいる子どもに、担任の先生がなるだけ押しつけがましくない（侵入的ではない）かかわりをと考えて、「ただ挨拶だけして帰る家庭訪問」を始めました。「動ける時間が朝しかないので、毎朝、学校に行く前に家に立ち寄って朝の挨拶をしますね」と始まったのです。お母さんも、「ぜひお願いします。もうしわけありません」と言われて、それがずっと続いていました。

ところが、やがてお母さんから、「先生のあまりにも鮮やかに大きい『おはよう』の声が、近所に鳴り響いているようで、そのたびに、自分の子どもが今日も学校に行っていないと、近所中に知れ渡ってしまうように感じて、消え入りたいような心細い気持ちになる。毎日耳をふさぎたくなるのです」と、打ち明けられました。

先生としては、朝のさわやかな挨拶だけでも元気を届けようという、もちろんそういう気持ちです。最初は合意の上で始めたことです。

ところが、一カ月たち、二カ月近くになるうちに、お母さんはその声を聞くたびに、もうドキドキして不安で怖くなってイヤでたまらない。できればもう訪問をやめてほしいと思う。でも、毎日来てくださっている、それも、自分の時間をさいて来てくださっている先生の手前なかなか言いづらいわけです。「もう少し声を小さくしてくれませんか」ともなかなか言いにくい。言えないままに、先生は明るく大きく「おはよう」と言い続けられる。そういうことが生じたのです。

家庭訪問に限りませんが、「明るさ」や「元気さ」には、「明るさ」や「元気さ」のつくる「陰」のようなものがあるのですよ、という話です。

人にとって、「明るさ」や「元気さ」だけが大切なわけではありません。大切なことは陰で行われる。陰に隠れて、陰に守られながら、静かにひそやかに変化が始まるというイメージを抱いておくことは大切です。

挨拶は大きく元気な声で、と思っていませんか？　2

子どもへの援助は、難しければ難しいほど、大人の意見を合わせる作業を根気よく続けることなしには成り立ちません。完璧に合わせたつもりでも、アッという間に（それこそその日の夕方にはもう）、大人の考えにはずれが生じるものなので、何回も何回も根気よく合わせ直す努力が必要なのです。

「大人ほど意見が合わない」ということはよくある経験則です。学校の先生方も、たとえば職員会議での意見の合わせ具合を思い浮かべていただいたら、よくおわかりだと思います。学校の先生でさえもというか、先生だからこそと言うべきか、意見が合いにくいものです。医者の世界も同じで、百家争鳴、なかなか意見が合わない。

「大人と子ども、先生と親、意見は簡単には合わないものだ」と常に思っておかなければいけないのです。それと、あたりまえのことですが、「弱い立場の人は、強い立場の人に意見が言いにくいはずだ」と、考えておかなければいけないと思います。

たとえば、前項の「ただ挨拶だけして帰る家庭訪問」のように、良かれと思って双方納得して始めたことであっても、時々調整というか確認が不可欠ということです。一方が最初の約束通り善意で頑張り続けている、しかしその裏で実はお互いの距離が遠ざかっていることが、人間のつき合いではけっこう起こりがちなのです。ですから、私たちかかわる側としては、かかわるという行為の副作用を常に想像しておく必要があります。

家庭訪問を続ける時に、「今、家庭訪問を続けていますが、そのことで何か不都合が生じていませんか？」と、二週間に一回とか、一カ月に一回とか、必ず聞いてみることが必要なのです。「声はこんな大きさでいいでしょうか？服装は大丈夫ですか？ジャージで来ていますけど、もっと普通のサラリーマン風の格好で来たほうがいいですか？」といった問いかけです。

そういう投げかけが援助です。私は、「無理を押して行っている」、「子どものための行動なのだからあとは枝葉だ」とあまり思わないで、その枝葉の部分に気を配ることが大切なのだと思います。

蛇足ですが、先生方は、親ごさんの欠点とか、生徒の家庭環境の欠点が丸見えの時ほど、注意をしていただきたいと思います。注意というのは、「その欠点を指摘しすぎない」ということです。まだ関係ができていないと、正しいことであっても指摘されると傷つくこともあるし、責められたように感じて腹が立つものです。そうなってしまうと、表面上のつき合いになってしまい、（本物というものがあるとして）もう本物の話し合い、本物の援助は、成し難くなってしまいます。

「本当の情報は、関係ができてはじめて得られるものだ」ということばもあります。

いつか助ける日

子どもたちの「学校に行けない」、「行かない」という状況には、人生がかかっています。今の日本において、学校に行かないことがどういうハンディキャップをもたらすのかを、子どもたちはわかった上で登校できないのです。悪い予測をすれば、結婚もできないかもしれないし、ずっとひとりぼっちになるかもしれないし、就職もできないかもしれない。そういうもろもろのことをわかった上で、学校に行けていない状況です。大人たちには、子どもたちのこころに見合う、「本物度」が必要とされます。

「そうっと助けること」と「そうっとじゃなく助ける」ことは真逆のように思えますが、意外に似ていることがあります。

たとえば、不登校が長期化していて、先生にも全く会ってくれない生徒に、「今日は座り込んで、会ってくれるまで帰りません。何日でも帰りません。仕事も休みます。三日でも四日でも一週間でも、会えるまでは帰りません」と伝えて、その通りに実行したとしたら、時としてこころを動かします。対応は、「そうっと助けること」の全く正反対のやり方です。押しつけがましさバリバリです。ところが、別の項で書いた「三百六十五日の葉っぱの葉書」と、「会ってくれるまで何日でも帰らない」というやり方は、全く逆のはずなのに不思議と似ているのです。

何が似ているかと言えば、「本気具合」です。子どもは、三百六十五日毎日葉書を出すことが、どんなに労力と時間がかかることか想像できます。何日も人の家に座り込むことのたいへんさもまた想像できます。そのたいへんさを含んだ本気度が、こころに届くようなところがあるのです。

これを、朝早く行って、今日は夜十一時まで帰りませんと座り込んで、「十一時になりましたので、今日のところは失礼します」というのは、「ご苦労さまでした」と言われて終わるようなところがあるわけです。子どもの想像の範囲内と言うんでしょうか。

しかし、二日も三日も泊まり込まれると、子どもは「あれっ」と思います。「なんだろうかこの人は。どういうつもりだろうか」と、新しい関心が座り込んでいる大人に向けられ始めます。そうしてはじめて、子どものこころの中で答えが出されるのです。「なんのためにこの人が何日も仕事を放り出してここに座っているのか？やはり自分のことを思っているんだな、それも本気なんだな」という答えです。

この「本気度」は、ことばで伝えるものではありません。行動のことば、そしてその積み重ねのことばとでも言うべきものでしょう。その上でなら伝えたい思いが伝わる、正確にこころに届くということがあるのだと思います。

言うは易く、実際に行うのは難しいことだとわかっていますが、私にもあなたにも、「いつか行う日」がくるかもしれません。

「連携」のゴール

子どもから見た、「大人たちの連携の目標」について考えてみます。大人側の目標はそれぞれの連携ごとにあるでしょうが、どの連携であれ、「大人は（人間は）、協力し合うことができるんだ、仲良くすることができるんだ」と、子どもが実感できるような連携にして見せることが一番の目標です。

これまで、大人が連携してこなかった、連携してもうまくいかなかったという歴史（と言うと大げさですが）が積み重なっていることが多いものです。最初はいい関係であっても、やがて関係が壊れて、不信や不満、怒りに満ちた終わり方になってしまう歴史です。

関係者の誰もがお互いを嫌いになるような終わり方がくり返されていると、それを見ている子どもは、人と人との関係において、「結局人は協力し合えないんだ、仲良くなれないんだ」と確信してしまうのではないかと思うのです。すでに、お父さんとお母さんでさえ、協力し合えないと経験している子どももいるでしょう。その確信が訂正されないままの大人にしないために「連携」が必要なのです。

連携がうまくいかない責任を、誰かに押しつけてすむ問題ではありません。それまでの経験から、他者と協力する、他者を信用することが困難になっている大人も大勢います。そういう人と連携を組む場合、よりいっそう先にあげた「大人たちの連携の目標」の達成が、子どものために必要です。「大人たちの連携」は、譲れない目標なのです。

お父さんが誰かを信頼している姿や、お母さんが誰かと仲良くなる姿を見ることは、子どもにとってとても嬉しく、幸せなことだと思います。「連携」を通して、ぜひ見せてあげてください。

たとえ、大人側の目標が達成できなかったとしても、連携してきた人たちが「残念会」を開けるような関係であれば、子どもに一番見てほしいことは成功しています。


【連携のポイント】

①、関係者は、指導や治療の対象ではありません。連携の大切なパートナーです。
②、それぞれの専門性の垣根を越えて、各職種で一歩踏み出してくれる人、ムリしてくれる人、裏技を助言してくれる人のストックを増やしておきましょう。
③、目標は、先を見通しにくいことが多いので、あまり先まで見通さず、ちょっとずつ見通しを立てることです。ちょっとずつ進んでは、再評価し、修正するのくり返しを行う。「修正のくり返しの回数を重ねることができるような枠組み」になっているかどうか？を意識しておくことが、「連携」にとって常に大切です。
④、かかわる大人が、意見をそろえる努力をちょこちょこ行う。一堂に会するよりも、第三者（相談機関など）が調整役に入って別個に会うほうがいいことも多いものです。

18 いくつかの「かかわり」の形

風の便り

「学校の先生は、卒業したあとに会うととても優しい」と子どもたちはよく言います。あの厳しい生活指導の先生が（別に生活指導の先生でなくてもいいんですけどね）、自分のことなど全然覚えていないだろうと思っていた先生が、「卒業後に会うととても優しい」と言うのです。

ある高校生の男の子が、高校を中退してから引き込もりがちになってしまいました。長い間誰とも交流できなかったのですが、ようやく一つの決心があって、朝早くに散歩を始めようと決めました。早朝五時半からです。画期的なことです。

知っている人にあまり会わないようにと早朝にしていたのですが、ある時、たまたま同じ時間に中学時代に嫌いだった怖いA先生が、犬を連れて散歩に来ていました。A先生が、「○○君、君も早朝散歩？

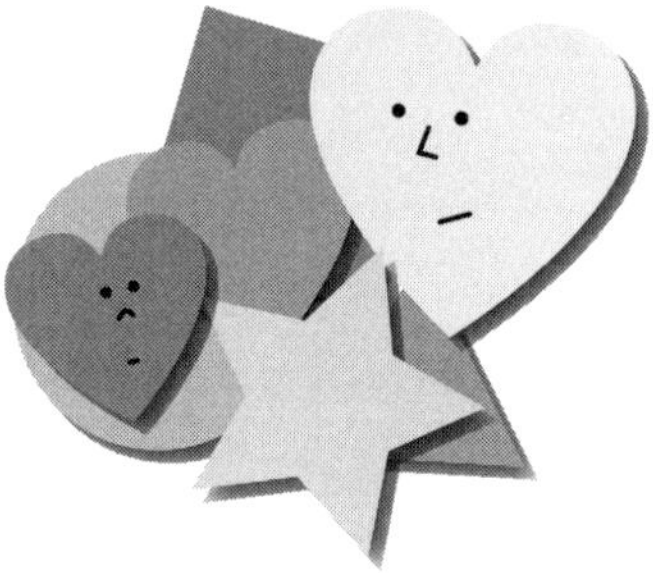

良かったら明日から一緒に歩こうか」、「じゃあ明日、ここで待ってるからね」と言って、それから二人と犬とで朝早く散歩するようになりました。そして、このことは、その子に大きな転機をもたらすことになっていきました。

先生方の力というものは、子どもたちが在学中の時だけではなく、卒業したあとも子どもたちを助ける力があります。

たとえば、風の便りに「ある子が苦労している」という話を耳にされたら、何気ない振りをして待ち伏せしておいて、「○○君、元気にしてる?」と、よしんば名前を忘れていても前もって名前を思い出しておいて、さも知っていたかのように振る舞って声をかける……まるでドラマのワンシーンですね。卒業したあとも、そういう役割をしていただけると、どれほど子どもたちが助かることかと思います。

一人の子どもが大人になるまでにかかわりのある大人は、実際にはほんの数えるくらいしかいません。先生方は大切なそのお一人です。どうか、よろしくお願いいたします。

こころに響いた平凡なことば

ある幼稚園の保護者の会で話をお願いされたことがあったのですが、その時、まだ若い男性のＰＴＡの副会長さんから、「自分は中学校時代にすごく荒れていた。さんざん悪いことをやって、担任の先生とはお互いに憎み合っていて、もう目茶苦茶でした。その自分が今は家庭をもって、子どももまがりなりに育てている。何が自分を立ち直らせたと思いますか？聞きたいですか？」と言われました。

もちろん、ぜひ聞きたいわけです。「教えて教えて」と前のめりで聞くと、「中三の時に教室で期末テストを受けていたら、お互い憎み合っているはずの先生がスーッと寄ってきて、自分の答案を持ち上げて、『おう、やればできるじゃん』と言ってくれたその一言なんです」という答えでした。

そう聞いて、正直拍子抜けです。ものすごいキッカケがあって立ち直ったのかな、それを教えてもらえるのかなとつい期待していたところ、「やればできるじゃん」という平凡なことばだったわけです。

しかし、その平凡なことばが、荒れていた中学生時代の副会長さんを救って、今の副会長さんがあるのですから、そこには考えてみるべき大切な意味があるのだろうと思います。

もしかしたらその先生は、「やればできるじゃないか」という声かけを、時々なされていたのかもしれません。子どものやる気を出させようとする常道の声かけですからね。ですが、それまでの何回かはこころに届かなかったのでしょう。ところが、全く同じことばなのに、ことばをかけ続けていると、ある時、あるタイミングが合って、相手のこころに届くことがあるものだと、この話は教えてくれます。

私たち大人は、声をかけ続ける、なんらかの形でその子を支えるようなかかわりを続けることが、どこかで生きることがあるということを信じておく必要があるのだと思います。結果が保証されていることを信じるのは簡単ですが、私たちに求められているのは、結果が全く保証されていないことを信じるというプロフェッショナルの精神です。平凡なことばでも、「あなたのこと、忘れていませんよ」「本当に大事に思っていますよ」「あなたにはキラリと光る部分がありますよ」と伝え続けてみたいわけです。

でも、こういうことは下心があって狙ってやっている間は、だいたいうまくいかないものです。別に狙ってもいないある時、「おっ、やればできるじゃん」と何気なく出たことばが、その人のこころを打ち、その後の人生を大きく動かすことが起こりうるという事実は、何か励まされる話だなと思います。

それから、「コントラストの力」もあると思います。大嫌いな先生から、「おっ、やればできるじゃん」と言われたことに意味があるのかもしれません。大嫌いで、憎まれていると思っていた先生から何気なく言われると、掛け値なしの本物のようにこころに届きやすいのかもしれません。

だからもしも、みなさんの誰かが、「子どもから嫌われている！」と自信がおありでしたら、ものすごいチャンスがめぐってきていることになります。コントラストを最大限利用できますからね。

「登校刺激を加えない」とは、具体的に何をすればいいのか？

不登校の子どもへの対応として、「登校刺激を加えないようにしましょう」ということばを耳にすることがあると思います。長いやりとりや経過の中で、このことばに納得している人もいるでしょうし、そんなゆるいことを言っている間に時間はどんどん過ぎていって取り返しがつかなくなると心配して納得しがたい人もいると思います。

「登校刺激」は、一般的に考えれば「学校に行こう」という促しを指しています。ならば、そのことばを言わなければ登校刺激を加えないことになるのでしょうか？そして、なぜ、登校刺激を加えないようにしたほうがいいのでしょうか？「学校」や「勉強」について話題にすると、子どものこころにどんなことが生じるのでしょうか？

少し考えてみましょう。「登校刺激を加える」ことのメッセージは明確です。「学校に通って、勉強することが将来につながるのですよ。他の子どもたちと交流することは、社会で生きていくために大切ですよ」という内容が（あたりまえのこととして）伝わります。日本におけるこのメッセージは、例外はあるでしょうが、日本の社会の実情をだいたい言い当てているように思います。

しかし、ことばはいつでもその裏の意味、メッセージを自動的に含んでいます。「登校刺激を加える」

ことには、「このままではダメになりますよ」、「決していい未来は訪れませんよ」というメッセージが、必ずくっついて伝わることになります。

つまり、「登校刺激」は、「登校刺激」を受けて登校できる子どもにとっては、未来が開かれることばかけなのですが、「登校刺激」を受けても登校できない子ども、自分でも「もしかしたら自分の将来はもうダメかもしれない」と思っている子どもにとっては、未来をさらに閉ざすことばかけになってしまうのです。

ことばをかける側が、ことばのプラス面だけを見て延々と「登校刺激」を加え続けたら、追い込まれたあげくに、未来について絶望してしまうかもしれません。

こう考えると、みなさんは、「登校刺激」を受けても登校できないことが続いている子どもに、なんと言ってあげたくなりますか？「このままでも、決してダメではない」と言ってあげたくなりませんか。

「登校刺激を加えない」とは、学校や勉強に関することばをただ言わない、消極的な態度を指しているのではありません。これまで「登校刺激」を受けて、登校できない状態が続いている子どもに向けて、「このままでも、何も終わっていない、何もダメになっていないよ」ということばを、はっきり言ってあげる、積極的なことばかけや態度を指しているのです。

そのためには、大人側にも、勇気が必要ですよね。心配・不安の中での勇気です。

「許せないこと」の三つの整理ボックス

幼少期から児童期にかけては、様々なルールや、新たなことを学んでいく年齢です。親をはじめとする大人が、教えたり、注意したり、ほめたり、叱ったりしながら進んでいきます。子ども側の受け入れもそんなに悪くありません。「今、反抗期でねー」と言ったりしながらも、親のほうにもなんとなく余裕があります。

ところが、小学校高学年あたりから事態は変化していきます。子どもが親のことばにいちいち反発したり、ひどいことばを投げつけてきたり、なんだか言うことを聞いてくれない場面が、成長につれて増えていくのです。一方、学校や友人の前ではそんなようすは決して見せず、評判が良かったりします。子どもに、できるのにしない、わかっているのにしないといった態度をとられると、腹が立つものです。そのことを注意すると、今度は「うざい」と言われたりして、さらに怒りがヒートアップします。毎日このようなやりとりが続くと、「どこで間違ったのだろう」、「こんなはずじゃなかったのに」という気持ちがわいてきます。

「どうやら、何を怒るか？何を叱るか？について、考え直してみる時期が来たのだ」と考えてみる必要がありそうです。ことばを変えて言うなら、「子どもに、どういう人間に、どういう大人になってほしいのか」について、あらためて大人が考えてみる時期なのです。

そのとりかかりとしては、子どもの「何が許せないことなのか？」を、整理してみることから始めるのがおすすめです。

整理ボックスを三つ用意します。「絶対に許せないこと」ボックス。「形式上注意するが、許す、許さないが問題ではないこと」ボックス。「その中間の許せないこと」ボックス。ちょっと長いですね、「許せないこと大、小、中」ボックスといった感じです。

そして、整理の順番は、「絶対に許せないこと」大・ボックスから始めます。

大・ボックスは、「どういう大人に、なってほしいのか？絶対なってほしくないのか？」ボックスなので、絶対に許せないことの数を絞ることが大切です。このボックスには、最大三つまでしか入れません。一つでも構いません。年に一回あるかないかの許せないことって、どんなことでしょうか？

たとえば、「ハンディキャップのある人に卑怯なことをする」などでしょうか。決してそういう人間になってほしくないので、何かのルール本に書いていなくても、髪を振り乱して怒るようなことがらです。あくまで、たとえばなので、それぞれの大人が思う「絶対に許せないこと」を選んでボックスに入れるといいと思います。

次に、「形式上注意するが、許す、許さないが問題ではないこと」、小・ボックス。このボックスには、けっこうたくさんのことが入りそうです。

たとえば、箸の上げ下ろし、ことば遣い、整理整頓、宿題をするしない……こういうことは、幼稚園生や小学校低学年の時と、小学校高学年以降とでは、注意や叱ることの狙いがおのずと違ってくるはずです。まだ知らない、まだよくわかっていない人を注意するのと、ことば・理屈では十分にすでにわかっている人を注意するのとでは、扱いを変える必要があるのです。ここでは、先にあげた、「できるのにしない、わかっているのにしない」といった態度への対応を、どこまでどうするか?という、大人にとっての悩ましいテーマがあります。

小さい子は、きちんとやって親からほめられると嬉しいので、また頑張ってくれます。しかし、思春期ではもうそういうことでの嬉しさは薄くなっています。家庭で頑張る動機に乏しくなったと言うべきでしょうか。「人や場所や状況に応じて態度を変えることができているのであれば、それでよし」とする姿勢が当分の間必要かもしれません。外でも家庭でもきちんとすることを求めるのは、無理があるんだろうなと思っておくと、接する側の気持ちも少しラクになります。

年齢が上がるにつれて、この小・ボックスに放り込んでおくことがらをどんどん増やしていくことが求められます。目に余る時、形式上注意はするけれど、本気で「人間としての悪」を叱るような話にしないことです。本当に許せないことと、そうでもないことを同じような勢いで叱ってしまうと、大人が本当に大切に思っているものが、子どもに伝わりにくくなってしまいます。

「許せないこと・中」ボックスには、大と小の間に位置するようなことがらをとりあえず入れておいて、時を見て、ほとんどを小・ボックスに入れ直していくことが、子どもの成長に応じた対応なのだと思います。

子ども用・夢のお休みカード　1

職場の状況や雇用形態にもよりますが、大人には有給休暇があります。ある枠内で、土日祝日等の公休とは別に、休みをとることが保障されています。

一部の子どもたちにとって、学校を堂々と（？）休める有給（？）休暇があればいいなと、よく思います。その日は有給なんだから、欠席ではなく出席扱いです。大人と違って、長い夏休みや、春休みや冬休みがあるじゃないか、などとこころが狭いことを言わず、学期中の休みの話です。

と言っても、どうせ公式には認められそうにないので、必要があって相談に来られたお母さん（お父さん、時に学校の先生も）には、「子どもが前の日に出したら、翌日は絶対に休めることが保障された【お休みカード】を何枚か作って渡しておくのはどうでしょう」とおすすめしています。月に三枚なのか五枚なのかは、その子その子で違うでしょうし、同じ子でも時期や状態で違うでしょう。

「前の日に出せる」というところが大切です。誰にも経験があると思いますが、明日が休みとわかっている前の日の夜は嬉しいものです。気持ちもゆっくりになるし、「明日何しようかな」と考えるのも楽しみです。これが、当日の朝から迷いに迷って、結果的にお休みになったとしても、もうその日はゆっくりした気持ちにも、ちょっぴり嬉しい気持ちにもなれません。ただ欠席になっただけで、休養できる休みになるかどうかあやしいものです。

できれば、学校を欠席になっただけではない欠席、「休みとしての休み」にしてほしいのです。そこから、何かの立て直しや復活が始まるといいなと思うからです。たとえば、一カ月学校を欠席しているからといって、その子が復活のための休養をとれているとは限りません。毎日葛藤で、つらい日々が続いていることも多いのです。「たとえ欠席しても、学校の時間割通りに規則正しい生活を送ることをこころがけましょう」ということばを聞くたびに、「そんな馬鹿な！」とこころでは思っています。

欠席日数だけをカウントするのではなく、休みの中身を見直して、「休みとしての休み」、本当の休みを数えてあげることが、スタートなのかもしれません。

子ども用・夢のお休みカード　2

「お休みカードで味をしめると、連続してもっと休んでしまうのではないか？」という心配もあろうかと思います。

私は、「子どもは、時々親を喜ばせたいと絶対に思っている」と思っていますから、そんなに悲観的ではありません。ですが、親ごさんとしてのもっともな不安へのサポートも必要です。そこで、お休みカードの効用について、さらに以下のようなことを話すようにしています。

子どもにとって、「どうしてもきつい時は休んでいいよ」と言われることは、優しいことばかけであっても、「どうしても」の基準がはっきりしていないので、頑張り方も休み方もわかりにくいものです。もう少し頑張れるのか？もうダメなのか？今の自分は頑張っているのかいないのか？自分のことでありながら、いろいろな忖度も働いて、そう簡単に休むことを決断できるものではありません。

そこで、お休みカードの出番なのです。一カ月に三枚ということは、いつでも出せるけれど、限りがあるから「上手に使わないといけない」ということになります。「使い方のコントロールも練習してね」というメッセージがくっついているのです。

ギリギリまで我慢したり頑張ったりという、本やりではなく、全体として長く頑張れるように、「休み方」もまた大切です。なのに、子ども時代はなかなかその練習をさせてもらえません。皆勤賞に照らして「頑張った・頑張らなかった」のものさしの限界を考えてあげるのは、大人の責任だと思います。

次の月のカードの枚数は、一カ月使った結果で話し合って決めてみればいいのです。もう一枚増やすのがいいのか、それとも減らしても大丈夫なのか？一枚減らしたとしても、途中の状況で一枚おまけすることも大ありです。

そこには、子どもへの、「いろいろ試してみること（試行錯誤）が、一番大切なのですよ」という大人側からのメッセージが託されています。

二つのことば 2

「将来のための今」ということばには、矛盾する二つの考えが含まれています。

①、将来のために、今を厳しくする（甘やかさない）

②、将来のために、今優しくする（甘える経験を大切にする）

もちろん、二者択一の考えではありません。しかし、子どもを前に、少なくとも私たち大人が「どちらも必要」という考えに立っているかどうか、が大切だと思うのです。特に、②の考えに立ち、実践する場合には、子どもの年齢が高いほど、優しくする側の覚悟が求められます。

年齢が高いほど、私たちは良かれと思って、「①を」と考えがちなものです。世の中、「甘やかしベタ」の人や、「甘やかすと甘えた人間になる」と本気で思っている人だらけなので、②はどちらかと言えば否定されてしまいます。

おそらく、「甘える」のことばの使われ方、語感、先入観が問題なのでしょう。違うことばで言い換えてみるなら、「依存する」でしょうか？「依存」もまた、「依存症」ということばがすぐに思い浮かんだりして、どちらかと言えばネガティブなイメージが勝っています。もう少し砕いて「優しくされる経験」ならどうでしょう？「優しくされる経験も必要」という考えを否定する人はいないと思います。

誰かと考えを共有しようとする時、ことばって大切ですよね。

7章 いろいろなこころを助ける

19 リアルなこころ

リセットできたのだろうか？

「高校に入学したらリセットしたい、新しく（生まれ変わってゼロから）やり直したい」と願っている中学生がたくさんいます。その子たちは、リセットできたのでしょうか？それとも、中学時代までのつけが回っていて、結局、挽回もリセットもできなかったのでしょうか？

入学前の課題、いきなりの宿泊学習、夏休み明け直後の実力テスト、「もう義務教育じゃないんだから」のことば……リセットできずに挫折の上塗りがなされていないでしょうか？「このままでは、大人になった時に世の中で通用しない」の「このまま」は、高校時代に上書きされて旅立てたのでしょうか？

一精神科医として、学校（高校）に最大のお願いをするとしたら、入学当初はともかく、やがて、少

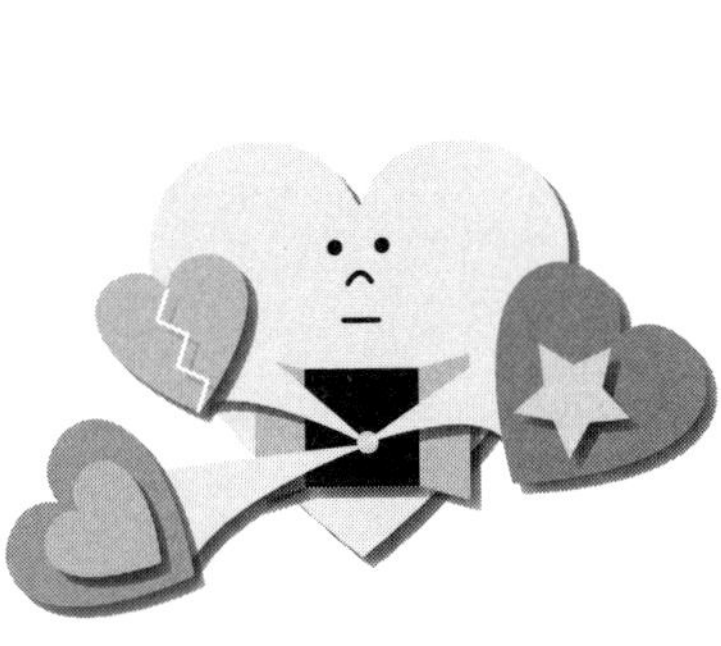

なくとも最後には、子どもたちに、「『今のあなたのままで、大丈夫』と送り出してほしい」に尽きます。

中学生のころから、今のままでは大人になってから苦労するだの、うまくいかないだの、あまりに将来の否定的な見通しを言われ続けて、高校生に至り、経過し、周囲が望むようには変われなかった「今のまま」の人たちを、「自己責任」といった、突き放すようなことばで大人にしてほしくないのです。

もともと「自己責任」とは、自分の言動に対して自らが口にする美しいことばだったはずなのに、今や、他者に向けて使われて、排除や切り捨てのことばになってしまっています。

子どもにかかわる場合、教育であれ、医療であれ、大人の側には「責任感覚」のようなものが必要だと思います。子ども側の「自己責任」ではなく、大人側の、子どもに対する、送り出す者としての「責任」です。

これから大人の年齢に入っていく子どもたちの、それぞれ固有の人生が、大人の入口のところでおとしめられないようにしてほしいと思います。この子はこのままでは心配だと思えば思うほど、旅立ちの際には、温かいはなむけの力強いことばが必要です。

くり返しですが、ぜひ、何がなんでも、「このままで大丈夫。あなたならうまくいくよ」と言って送り出してほしいのです。高校時代は、「大人の入り口にどういう気持ちで立てるか」を大人がサポートできる、子ども時代のラストチャンスです。

こころは聞けるか？　1

相手が子どもに限りませんが、人の話を聞く時、できれば「いい聞き手」でありたいものです。そこで、先人の教えなども引用して、「こころの聞き方」についてです。

よく使われるのは、「リピート（くり返し）」の方法です。相手が言ったことをそのままくり返す聞き方です。たとえば、「○○で悲しかったんです」と言う相手に、「○○で悲しかったんですね」と受けるのです。とりあえず万能です。

この方法のいいところは、あなたの言いたかったことはこういうことですね、「ちゃんと聞きましたよ」というメッセージが伝わること。また、すぐにこちらの考えや感想を言わないですむこと。逆に言えば、すぐにパっとそれはこうこう、これはこうこうと助言してしまいがちな人にはブレーキになること、でしょうか。

次に、「ほう」ということば。これは有名な話なので、知っている方も多いかもしれません。日本のフロイトと言われた精神科医の神田橋條治先生が、これまた精神科医が憧れる精神科医の中井久夫先生に、「最も治療的なことばはなんですか？」と問われて、「それは『ほう』です」と答えたという逸話があります。あいづちの「ほう」です。問う側も問う側ですが、答える側もまた、ただ者ではありません。

もちろん、「ほ、う」のことば自体が治療的なのではありません。『あいづち』が、一番『治療的なことば』ですよ」という話です。聞き手にとって、たいへん心強い話です。あいづちこそが数あることばの中で最も治療的だという大家のお墨つきですから。どう聞こうか、どう答えようかと迷う時に助けになります。

「へぇー」「うんうん」「あ、そうなんだ」「ほんとー」人それぞれのあいづちがあると思いますが、響きのニュアンスとしては、ちょっと感心するような、肯定するような、いい意味で驚きや関心を示すような「あいづち」のことでしょうか。

重い話の時は少し遅れ気味に低いあいづちを打ち、軽い話の時は少し早めの反応で高いあいづちを打つと習ったことがあります。ただ、こういうことはあまりマニュアル化せずに、そんなものなんだなとざっくりとつかんでおくといいと思います。

又聞きのさらに又聞きですが、神田橋先生は、家でいろいろなイントネーションやトーンで「ほう」のあいづちを連発して練習していたら、家族にイヤがられ、仕方なくテレビ番組のニュースキャスターや出演者に向かって、「ほう」の使い分けを練習していたという後日談があります。

自分はどんなあいづちを打つ人間なのだろうか？そもそもあいづちを打っているだろうか？ということを考えさせてくれる話です。

こころは聞けるか？　2

「こころの聞き方」について、もう一つ。話す人や相談する人は、聞き手である私に、「どう答えてほしいのだろう？」「なんと言ってほしいのだろう」と想像してみることです。

たいていの人は、答えてほしい答え、ことばをすでにもっています。そして、言ってほしい答えは、専門家が考えないとわからないような難しくて、複雑な答えであることは、きわめて少ないものです。シンプルな答えを聞きたいのです。

たとえば、「あなたは間違っていない」「そうすることが一番いいと思うよ」「絶対大丈夫」といった、シンプルなことばを相手から言ってほしいのです。切実なこころです。私たちは時として、その「切実さ」に対する答えを求められています。

なので、「物事に絶対はない」という考えを聞き手がもっていると、「絶対大丈夫」とは言わない言い回しが増えて、だんだん話がかみ合わなくなってしまいがちです。話の内容だけに焦点を当てず、内容を聞きつつも、話すその人の「気持ちを汲む」、「和らげる」ことが最優先という考え方に立っておく必要があります。「こころを聞く」とは、そういうことを指しています。

くり返しですが、特に話し手がまだ子どもの場合、「絶対大丈夫」の「絶対」を出し惜しみしないこと！です。あとであの時、「絶対大丈夫と言ったじゃないですか」と責められることなど覚悟の上です。後々のことは置いておいて、「その場を助ける聞き手」であることが何より大切だという場面、瞬間があります。

小学四年生と中学二年生

こころの発達には、発達の節目になる年齢があると言われます。個人差はありますが、小学四年生と中学二年生が節目の年齢だそうです。小学四年生前後は、「自分とは何か」を考え始める年齢だと言います。小学四年生ごろには、「抽象」の概念を使って考えることができるようになっています。たとえば、「宇宙とは何か?宇宙の終わりはどうなっているのだろう?」「人は死んだらどうなるのだろう?」といった、これまで考えたことがないようなことまで考えるようになります。しっかりしているように見える子が急に元気がなくなったり、泣き出したりするようなことが一時的に見られたりします。

みなさんも経験があるでしょうが、宇宙の終わりを考えた時の、表現しにくい底なしのようなひとりぼっちで不安な気持ち、おじいちゃんやおばあちゃん、お母さん、お父さんがやがては死んでいなくなると考えた時の、怖さの入り混じった悲しみなどなど、自分の無力感というか小ささを体験し始める年齢なのです。小学四年生ごろの子は、「死ぬ」ということばを、大人とほぼ同じ意味で使っています。だから、子どもが「死にたい」と口にした時、幼稚園生と小学四年生では重みが違うのです。

誰もが通る発達途上の道と言ってしまえばそれまでですが、やはり、こういう時期には、安心感の守りが必要です。幼稚園生が何かを怖がっている時にしてあげるように、しっかりくっついて寄り添ってあげることでしょうか。

一方、中学二年生前後は、「みんなの中の自分」を考え始める年齢だと言われます。クラスの中の自分の立ち位置、異性からの評価などなどが、未来の自分の姿、あるいは未来の自分の幸せ度を予測させるものとして、大きく意識され始めます。過度に敏感になると言ったほうがいいかもしれません。

より良く評価されたいと思う気持ちが背景にあるので、なおさら現実とのギャップにイライラしたりひそかに落ち込んだりするものです。こころとしては受け入れがたい、「あきらめる」という作業が行きつ戻りつしながら始まる年齢でもあります。

こういう時に子どもがひそかに支えとしているのは、「いつか逆転ホームランを打つ」という気持ちです。現実に不満足であればあるほど、その不満足の大きさに釣り合うような一発逆転大ホームランを打つ自分を夢見ています。そういう気持ちを必ずもっていると思って、フォローする必要があります。

「今のままでいいよ」、「あなたのままでいいよ」、「頑張るだけが価値ではないよ」という優しいことばでは、支え足りない子どもの気持ちがあるのです。現実不相応に大きすぎる夢?や野望?を聞いた時、その気持ちを汲んで、ぜひ、「逆転ホームランを打ちたいね」と、尊重してほしいと思います。いつか見返す、振り向かせる、そういう輝く姿を思い浮かべることが、今の自分を支えています。いつか大逆転を夢見る気持ち、「夢」ということばでは言い表せない、ひそかに願う切実でリアルな「強い思い」です。

20 こころの安全や成長を支えるいくつかの「鍵」

怒りのコントロール〜きれいごとだけでは乗り切れない時〜

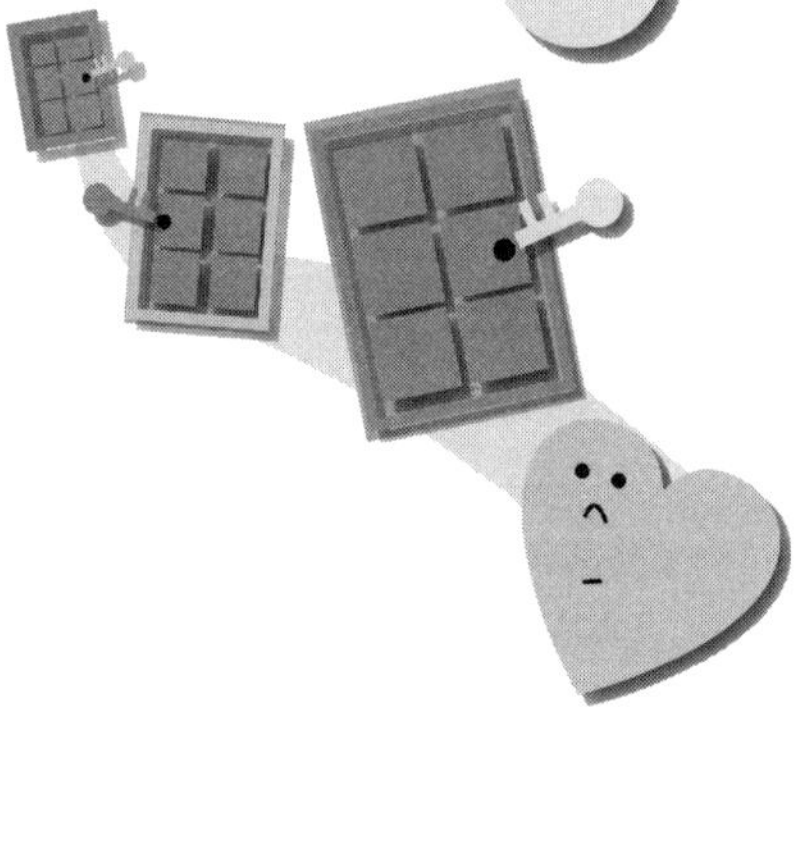

自分のこころのコントロールにとって、最も難しいのは「不安」と「怒り」のコントロールです。大人になってからも、どんなに偉い人でも、こころの専門家と思われている精神科医であっても、この二つは下手なのです。「上手な人など地球上に一人もいないこと」が大前提です。

私たちは、不安に押しつぶされそうな時、腹わたが煮えくり返るほどの怒りを抱えている時、どうやって乗り切っているでしょうか？特に「怒り」に関しては、それぞれの人が、おおっぴらには言いにくいそれぞれのやり方でかろうじて処理しているのではないかと思います。

もっと踏み込んで言えば、「マイナスの感情はきれいごとでは乗り切れない」ということになります。不思議に、マイナスの感情はマイナスのことでしか乗り切れないものです。ある種のダークさ（と言うかなんと言うか）が必要になるのです。

物に当たる、人に当たる、しばらく口をきかない、食べる、車を猛スピードで走らせる、無言電話をかける（かけないか）、ワラ人形を打つ……。

寛容さを発揮するとか、好きなことに没頭するといったやり方は、怒りの度合いによりますし、こころの余裕のあるなしに大きく左右されます。

まだ小さい子ども相手であれば、怒りのエネルギーもまだまだ小さいので、きれいごとの（理想的な）答えでいいのですが、思春期近くになって、心身のエネルギーが大きくなっている人に、「きれいごとではどうしてもおさめきれない時、どうしたらいいの？」と真剣に問われたら、さてどう答えてあげましょう。

そういう時は、本音の部分で、自分が行っている乗り切り方を多少脚色しながら（全部教えるとダークすぎるかも、ですからね）こっそり教えてあげてほしいと思います。

大人の私でも、こういう乗り切り方なのですよ。だからあなたも自分のマイナスの気持ちやダークな部分も助けに使って、自分用の方法を見つけてね。そうすることが、「怒り」にこころを乗っ取られないための鍵ですよ、と言ってあげたい。

秘密を教える感じです。いくつもある「生きていくために必要な鍵」のうちの一本です。

若い人にかけてみたいことば

いかにも曖昧なタイトルですね。「若い」にも幅がありますからね。

ここでイメージしているのは、それまでのいきさつで、「大人は信用ならん」「大人の言うことなど絶対聞きたくない」とひどく拒絶的になっている中学生や高校生くらいの若い人です。

こういう場合、何を言っても注意、指導、説教とみなされて耳をふさがれてしまうものです。「こころ」について何か助けになるような声かけをしようとしても、そこに含まれている大人の下心がとにかく気に入らず、反発されてしまいます。ハリネズミのように全身の針をとがらせて、頑なさで今の自分を保っているので、優しさを受け入れるわけにはいかないのです。

何も言わないでおくのが一番なのかもしれませんが、それでもなお、かけてみたいことばが経験上二つあります。お願いごと二つです。

一つは、「大人の私はもう手遅れだけれど、あなたはぜひ人を見かけで判断しない大人になってください」というお願い。

もう一つは、「あなたが本当に友だちと思うなら、誰がなんと言おうと、その友だちを大切にしてください」というものです。

普段の生活の中で、人を見かけで判断したりせず、友だちを大切にする人がいたら、誰からも信頼されるだろうなと思います。

そうなってほしいなというお願いのことばなので、ひどく拒絶的な若い人も「わかった」と言ってくれることが多いような気がします。

イライラ対策あれこれ

おおよそ小学四年生ごろまでは、イライラが大きな問題になることは少ないものですが、その後年齢が進むにつれ、急に「イライラする」という表現が増えていき、当の本人や周囲にとって対応が必要なテーマの一つになっていきます。

児童、思春期、青年期の入院加療においても、イライラ解消法は大切でした。ある子のイライラを放っておくと病棟中に伝染して、待ったなしの衝動的なトラブルが昼夜を問わず頻発します。決め手があるわけではありませんが、以前病棟で考えたいくつかの解消法があります。ワイワイガヤガヤ、スタッフみんなで考えました。その考える時間が、私たちのイライラ解消法の一つだったと思います。

「自分で自分のイライラを解消することは難しいものだ」という前提に立って、誰かと一緒にチャレンジできるような方法も含めて、三つのタイプのイライラ解消法を考えました。

①「本人だけでできる一般的なイライラ解消法」は、サングラスをかける、孫の手で背中をかく、嫌いな人の名前を二十人書く、好きな人の名前を二十人書く、いらない本を破る、冷えピタを貼る、出前を取る、口の中を甘くする、口の中を冷たくする、などなどです。

②「職員の手間、一定の時間を要する解消法」は、サンドウィッチを作る、お互いの似顔絵を少しだ

け美男美女に描く、東洋医学のイライラ止めのつぼを押さえてあげる、ヘリウムガスで声を変えて文句を言う、紙飛行機を作って飛ばす、カップ麺を作って食べる、紙を巻いただけの火のついていない偽物煙草を吸って不良の真似をする、激辛香辛料チャレンジ、などの案があがりました。

それから、③「その人だけ用の手の込んだスペシャル解消法」は、サプライズ感、瞬間のワクワク感、独占欲を満足させる何か「特別感」がいるよね、とわかってはいるものの、だいたい話だけ盛り上がって実行できませんでした。

たとえば、とっておきのスペシャルな手作りドリンク。超珍しい匂いや香り。また、何かを一緒に眺めることはとても質がいいコミュニケーションなので、おすすめのビューポイントに一緒に行く。この、「おすすめの○○」というストックをもっておくと、いろいろな場面で役に立ちます。

さらに、イライラが強い子どもをこっそり呼んで、「実はスペシャル映像があるんだけど見る？」と、見せて喜んでくれるような映像。たとえば、普段は真面目なおかたい人（病院長とか）からの特別応援映像。コスプレをして「○○さん、元気を出してねー」とビデオメッセージをもらうのです。あるいは、「今から一曲あなたのために歌います」と前置きして歌う映像もいいな。そうしたらあの人の映像も面白いんじゃない？この人にも応援を作ってもらおう、という話がどんどん盛り上がりました。実際にはしませんでしたけどね。

さらにエスカレートして、歌だけではなくて、普段そういうことをしそうもない人たちを集めて全員で組体操をして、「○○さんのイライラ飛んでいけー」と言って人間ピラミッドが崩れる映像はどうかなどなど……こうなるともはや結婚式の余興の出し物ですね。

その子のためにひそかに使った時間、労力勝負の案です。アイデアとユーモアと演出、仕込みがいります。

イライラに対して、傾聴《けいちょう》一本やりでは苦しいのです。ことばではどうしてもその場の流れを変えられないことが多々あります。時間稼ぎやその場しのぎ、瞬間狙いも大切です。そういう「瞬間のサポート」も必要なのです。味覚、嗅覚、触覚……五感を総動員です。

ただし、この苦しさを安易にかわそうとする心構えでいると、事態はたいてい悪化しますから要注意です。支援者側もそれなりに悩まないといけないのです。悩んで行き詰まったあげくに、瞬間狙いで、「これはどう?」という話です。

最初から「これは、どう?」「あれは、どう?」とワンパターン化したことを言うと見透かされてしまいます。

こころのケアに効くもの⑧

マイナスの気持ちは一〇〇%相手に伝わる

私が医学部の五年生だったか、六年生だったか忘れてしまいましたが、精神科の病棟実習で、診察室に集められた私たちのグループの一人が、指導医から「『ミノナルキー』を描いてみなさい」と全く唐突に言われたことがあります。

私は、心底「ドキッ」としたことを覚えています。基本的なことすら勉強していないという負い目がこころを弱くし、浮き足立たせ、「ミノナルキー」が、「実のなる木」のことだなどと思いもつかないのでした。

そういう私たちの動揺を知ってか知らずか、指導医は、その日の実習の終わりにこう言いました。

「君たち、これだけはぜひ覚えておいてください。君たちがやがて医者になる。そして患者さんを受けもつ。医者も人間だから、患者さんに対して、この人イヤだなとか、苦手だなとか、もう治らないだろうなとか、様々な気持ちを抱く。そういう君たちの気持ちは、どんなにうまく隠したつもりでも、相手の患者さんに必ず伝わる。一〇〇%伝わる。君たちはこのことを常に忘れないでください」。

立場の強い人の、弱い人に対するマイナスの（全てのと言ったほうが正確でしょうか）気持ちは、どんなに隠しても一〇〇%相手に伝わると言うのです。私たちのもっている優しさだとか、もっている忍耐力だとかの全てを総動員して、あなたのこと大好きですよというふりで接しても、必ず伝わるものだと指導医は言うのです。

だから医者は、患者さんにマイナスの気持ちを抱いてはいけない、という話ではありません。「このことをよく知っておけ」という話です。

主治医と患者さんとの間にトラブルが生じた時、あるいは患者さんがなかなか（治ってもいいはずなのに）治らないといった時に、もし私が、自分のマイナスの気持ちを隠し通せていると思っていたら、そのトラブルの原因は、必ずと言っていいほど相手のせいになってしまいます。そして相手を責めるような気持ちまでわいてきます。「イヤだなという気持ちを抑えて献身的に接しているのに、この人はなんだ」というふうに。

しかし、自分の気持ちが一〇〇％患者さんに伝わることを知っておけば、トラブルの原因を、「イヤだな、苦手だなという自分の気持ちが患者さんに伝わっているせいかもしれない」と、相手と自分の双方の問題として考えることができます。知っておくのと知らないのとでは、トラブルの解決の方向が全く違ってしまいます。

このことは、精神科医と患者さんの関係に限りません。対人関係のあるところでは、必ず生じる現象です。だから、たとえば先生方と生徒の間で、あるいは生徒の親との間でトラブルが生じていたら、疑ってみるべきは、「こちらのマイナスの気持ちが伝わっているからではないか」ということです。自分のこころの中を覗く作業です。誰もそこをあまり見たくないので、フタをしたくなりますが、きちんと見つめておかないと、ますます両者の距離は遠ざかってしまいます。

終章　自分のこころを助ける

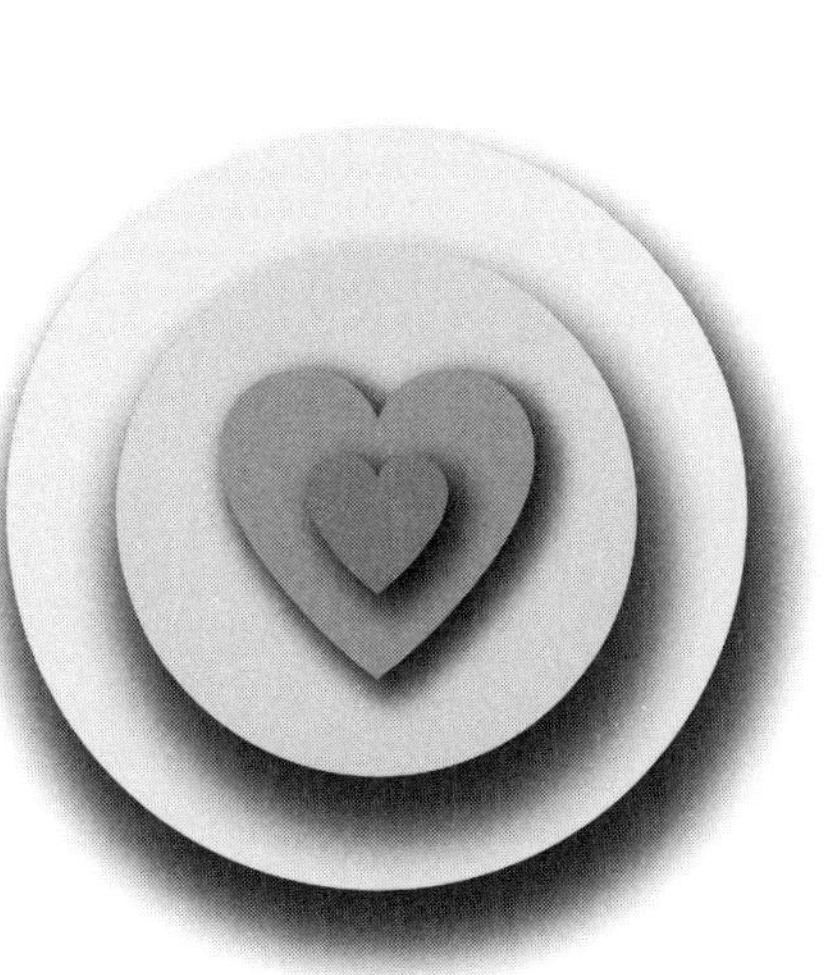

打ち明けられない

病気には、その病気がもっている時間（かかってから治るまでのコースや期間）があります。感冒（風邪）ならだいたい一週間。虫垂炎（盲腸）なら二〜三週間、骨折なら二〜三カ月といった時間です。私だけ特別に三時間で風邪を治してとか、特別に骨折を一週間で治してと頼まれても、病気がもっている時間にはどの人も逆らえません。

しかし、私はもう一カ月も風邪をひいているとか、いや私は二カ月治らないといった話は身近でよく聞く話です。長引かせるような基礎疾患がないとして、もう治ってもいいはずなのになかなか治らず長引いている場合、そこに心理的要因が加わっていることがあります。広く「心身症」と言います。

「心身症」では、「打ち明けることができないこころ」の状態が続いていることが多いと言われています。人は、打ち明けることができない状態が続くと、その影響が身体に表れることがあるのだということでしょう。

打ち明けられない中身はいろいろでしょうし、何もかも打ち明けるということは難しいことも多いかもしれませんが、（一部だけでも）打ち明けることができる相手をもっておきたいものです。グチをこぼせるだけでもずいぶん違います。自分はあまり打ち明けないタイプだと言う人も、身体のために自分を少し変えてみませんか？

今の世の中では、私たちが想像している以上に、ネット上の見知らぬ相手に「打ち明ける」ということが可能になっているのかもしれません。身近な人だからこそ打ち明けられないことも多いものですし、対面でないと打ち明け効果が薄いということでもないと思います。

どのような形であれ、秘密を守る大切さとともに、「打ち明ける」ことの大切さもまたあるのです。

とてもショックな出来事は、その後の子どものこころを歪めたり、一生ぬぐえない傷になってしまったりするのでしょうか？一つの答えがあるわけではありません。出来事にもよりますが、個別の場合にこのような心配があるとしたら、どういう考え方や対応でこころをケアすればいいのでしょうか？

まっさきに思い浮かぶのは、阪神淡路大震災の直後に、心理療法家の河合隼雄先生が新聞に寄稿していた一文です。「毎日の日常生活を一つひとつていねいに行うことが、こういう災害の時の守りです」といった主旨のことが書かれてありました。「そのことは、子どもたちのみならず大人のこころにとっての守りでもあるのですよ」と。また、「学校であれば、日々の授業を再開していくことが復興、再興（つまりはこころの再生でもあるでしょう）につながります」と書かれていたように記憶しています。英語には英語に、数学には数学に、それぞれの教科のもつ再生の力（のようなもの）があります。

また、遠藤周作の「沈黙」という小説に、「形から入りなさい、形がやがてこころを動かします」ということばがあります。カトリックの信仰に関してのことばだったと思いますが、勝手に、こころを守る「形の大切さ」につながることばだなと受け止めています。

子どものこころはいろいろな経験を通して成長していくものですが、一方、「子どもは毎日毎日二十四時間雰囲気の中で生きている」ということを考えれば、「どんな雰囲気の中で毎日生活をしているだろうか？」は、こころの成長を考える上でとても大切な要素です。家の雰囲気、つまりは夫婦間の雰囲気と言い換えていいかもしれません。

「三歳の子どもはなんでもわかっている」と教わりました。家にお金があるのか、ないのか、お母さんとお父さんの仲がいいのかどうか、自分が好かれているのかどうか、そういうなんでもです。大人の毎日の雰囲気、ようすから全てを感じとっているのだと思います。

そうであれば、大災害に被災した時や、たいへんつらい出来事が起こった時など、当初はともかく、やがて大人が乗り越えようとするのか、乗り越えられないままなのかを、子どもは見ている（感じている）はずです。結果はいろいろでしょうが、乗り越えようとするこころ（困難な中での楽観さ、ちょっとポジティブな見通し）を感じさせることができているかどうかが、一番の要なのだと思います。子どもは、「雰囲気」の中で生きているので、大人が表面を取り繕っても、本当のこころが伝わってしまうということでもあります。

さらにつけ加えれば、「子どもは断トツ一番にお母さんが大好き」の大原則があります。どんなことがあっても、「お母さんが自分のことを好きでいてくれるなら乗り越えられる」と子どもは思っているものです。この原則も合わせて考えれば、「雰囲気」を突きつめれば、「お母さんの雰囲気」ということになるのかもしれません。

八方ふさがりで、見上げた空も開けていない、インターネットで様々な情報を検索したり、データを分析しても悪い結果しか予測されない、といった状態の時に、何が助けになるでしょうか？そういう状況でありながら期待をもって生きるための何か、助け。

たとえば、手相を見て、「ほらほら、ここに二十歳ぐらいからすごい幸せになる線が出ているよ」と十五歳のころに言われることは、温かいおまじないです。手相が本当かどうかはわからない。けれども、そう言われると五年後を期待して待つことができます。二十歳に限りません。「二十五歳までは苦労するかもしれないけれど、三十歳になったらとても良くなる相が出ているよ」と言われたとしても、やっぱりなんとなく期待を抱いて待つことができます。エビデンスや科学性とは違う次元の、手相による温かい未来予測は、不思議にこころに届いてくれます。

「いつかいいことが待っている」という印が自分の身体に刻まれている事実。運命の力を信じたくなる温かい未来予測です。嬉しいものです。

私の病院で、若い看護師さんに、「誰か手相を見れるようになって、いい占いをしてくれないかなー」と言い続けていたら、ある男性看護師が手相を少し勉強してくれました。みんなから見てほしいと言われて引っ張りだこです。

私も見てもらったところ、なんと「『覇王線《はおう》』がありますよ、福山雅治と同じですよ」と言われました。それから、時々手を開いて眺めては、「よし、いいぞ」とこころの中で小さくガッツポーズをしています。

ところで、手相に限らないでしょうが、本職の占い師さんが占うと、いいも悪いも真の将来が見えることになりますよね。しかし、目的は「ここに幸せになる線が出ているよ」と温かい未来予測を言ってあげることなので、ちょっぴり手相が見れる程度がいいのかなと思っています。

世の中、叱咤激励のつもりで「このままではろくな大人になれないぞ」、「社会では通用しないぞ」といった最悪の未来予測のことばかけがあふれているので、ついついエビデンスや科学性を越えた手相に頼りたくなります。こう言うと、本職の手相見さんからお叱りを受けそうではありますが。

八十歳の私への手紙

子どもはやがて、大人になります。大人はやがて、おじいさん、おばあさんになります。ここでは、「おじいさん、おばあさんになるレッスン」のようなものについて書いてみます。それぞれの個人にとって、高齢者になっていくことは未知の領域です。なんとなく先送りして、普段はほとんど考えませんが、八十歳になった自分のために、何か今のうちにしておいたほうがいいことってあるのでしょうか？

一時期小学校や中学校などで、未来の自分に宛てた手紙を書く、あるいはその手紙や好きなモノなどを入れたタイムカプセルを埋めて何年後かに開けてみようという試みが流行っていました。それを真似て、十年に一通くらい、八十歳になった自分に向けて手紙を書いてみませんか？今の私は八十歳の私に向けて、なんと書いてあげたいですか？

または、今の私しか知らない私（今が四十歳でも五十歳でも六十歳でも）を、未来の私に教えるつもりの手紙もおすすめです。今年はこんなことが身近に起こりました。こんなものを食べました。こんなことが好きでした、家族や友人と映った写真（見ればいい記憶がよみがえるような写真）などなどです。

記憶は不思議なもので、いいことはあまり覚えていなくて、悪いことばかりが残る傾向があります。たとえ内容は忘れても、その時に感じた不安の記憶は脳に深く刻まれると言います。

おじいさんおばあさんになって、悪い思い出ばかりだとイヤですよね。いい思い出をたくさん思い出したいものです。

しかし、いい感情記憶の活性化をしたいなと思って、昔好きだったことを、高齢になった本人にたずねても、家族にたずねてもわからない場合がたいへん多いのです。

まだ若い間は、自分の手がかり、道しるべが失われていくということなど想像もしていないと思います。しかし、必要になった時にはもう見つからないものです。そういうことがあまりに多いので、どうかみなさん、「私が私であること」の手がかりをたくさん残しておきましょう。

十年後や二十年後に開けてみるのも悪くありませんが、私たちはもう小学生、中学生ではありませんから、年に一回くらい開けて、道しるべの確認が必要かもしれません。記憶は、時々刺激したほうが強められます。

ただ、八十歳になった時にはじめて読んでほしい手紙もありますよね。その気持ちもまた大切です。私たちは、今のうちから未来の自分を助けに行かなくてはなりません。

「物語」という視点

「ナラティブ・ベイスト・メディスン」ということばがあります。ナラティブ＝物語、メディスン＝医療。「本当に医療を考えるならば、診断だけでなく、物語も考慮に入れるべきだ」という医療の考え方の大きな流れを表しています。

ここでいう「物語」とは、一人ひとりの人生の物語のことです。長い物語だけではなく、瞬間の物語も含まれます。生きることは、自分に相応しい物語をつくり上げていくことに他なりません。

生きていく上で様々な矛盾を経験することは避けがたいことですが、その矛盾を私はこう生きました、こう折り合いをつけましたというところに、その人の個性は表れます。それは自然科学ではなく、「物語」としか言いようがありません。

小さいころにしてもらいたかったこと、叶わなかったこと、逆に大人になってからはもうできなかったこと、今後もできるはずがないとあきらめていること、そういうことを、あなたと私の間で、形を変えて叶える物語を今から始めるという考え、いいなと思います。

看護や介護のみならず、人が人を支える場面では、根底にこういう心づもりが必要です。私たちは誰もが、誰かにとってそういう大切な役割です。これまでできなかったこと、手に入らなかったことを叶える物語。本当はしてあげたかったのにどうしてもしてあげられなかったことを違う誰かにしてあげるという物語。「私」と「あなた」は、そのために必要な登場人物です。

「物語」という視点は、目の前の相手に自分を重ねるということでもあります。過去の自分、未来の自分、あるいは自分の父や母を重ねる。しかし重ねるだけでは、様々な感情がわいてきて、こころの折り合いが難しいかもしれません。そこに「物語」という視点を加えると、たとえば「お父さんに似ていてイヤだ」という感情の呪縛から、少しだけ自由になって、「お父さんが優しかったらお父さんにしてあげたかった物語」を始められるかもしれないのです。

そしてそれは、あなたの物語ですけれども、実は目の前の相手の物語の一部でもありますよね。私とあなたがかかわるということは、「あなたの物語」、「私の物語」、さらに、「この二つが合わさった物語」がつくられていく、ということになります。

「物語」という視点をもっておくことは、様々な場面で人のこころをサポートする時に助けになります。自分が自分を助けるような考えでもあるからです。

おわりに

「こころを助ける」というタイトルの、一〇〇〇ピース（もっともっと多く必要でしょうが）のジグソーパズルがあったとして、全ピースをきちんと配置したら、普段は目に見えない、「こころを助ける」ということの姿が、パズル盤の上に浮かび上がってくるでしょうか？

おそらく、はっきりした形は見えてこないような気がしますよね。ですが、いくつかのピースを並べながら、目を薄く細めてパズル盤をながめていると、どの人の目にも、「こころを助ける」ことの淡い形がきっと見えてきそうです。

この本に書いたいくつかのことがらは、ジグソーパズルのピースのようなものです。全部が全部必要というわけでもありません。この本のピースのいくつかを、それぞれの人が既にもっている「こころを助ける」ピースに加えて、もう一度、やっぱり目を細めて、パズル盤をながめてもらえたらいいな、と思います。

二〇二四年　松本 喜代隆

著 者

松本　喜代隆（マツモト　キヨタカ）

精神科医

専門は児童思春期精神医療、統合失調症。

長崎県生まれ。長崎大学卒業。
関東中央病院で児童思春期精神医学研修、国立療養所天竜病院児童思春期病棟医長、長崎大学病院精神科児童思春期外来代表、五島中央病院、国立長崎中央病院などを経て、現在医療法人清潮会さんクリニック勤務。

子どものこころを助けるための「鍵」

誰かのこころを助けようとして、

考え、迷い、悩んでいる、すべての人へ

著　者　　松本 喜代隆

初版印刷　　2024年4月15日

発行所　　ぶどう社
編 集／市毛さやか
〒154-0011　東京都世田谷区上馬 2-26-6-203
TEL 03（5779）3844　FAX 03（3414）3911
ホームページ　http://www.budousha.co.jp

印刷・製本／モリモト印刷　紙／中庄

ぶどう社の関連書

発達障害の私の頭の中は忙しいけどなんだか楽しい
[自分と向かい合うことで探した私の場合の対処法]

● **なずな・松本喜代隆**　1500円＋税

高校生が頭の中を漫画で描き、精神科医が解説。それぞれの対処法も。

苦手と得意が激しい僕が好きなことを見つけたら毎日が楽しくなり将来が見えてきた
[「みんなちがってみんないい」ってなんだろう？]

● **森下礼智**　1700円＋税

人と違って苦しかった幼少期から、「自分でいい」を見つけるまでを伝える。

この自分で、どう生きるか。
[不登校の自分 × 大人の自分]

● **南雲明彦**　1600円＋税

大人でもない子どもでもない人へ届ける30のメッセージ。

不登校に、なりたくてなる子はいない。
[子どもといっしょに考える登校支援]

● **上野良樹**　1700円＋税

小児科のお医者さんが実践する再登校支援を紹介。

庭に小さなカフェをつくったら、みんなの居場所になった。
● **南雲明彦編著・みやの森カフェ著**　1600円＋税

福祉でもない、支援でもない新しい形の居場所。

帰るころには誰もが笑顔がこぼれるカフェの秘密を探ります。